EROTISCHE MASSAGE FÜR SIE & IHN

heiß heißer rotglühend

südwest

EROTISCHE MASSAGE FÜR SIE & IHN

NICOLE BAILEY

ISBN: 978-3-517-08919-5

Neuausgabe 2014

Originaltitel: Pocket Erotic

Umschlaggestaltung: zeichenpool, München, unter Verwendung eines Fotos von gettyimages/photodisc
Übersetzung: Martin Rometsch für berliner buchmacher
Redaktion: Susanne Gruß für berliner buchmacher
Gestaltung und Satz: Grafik-Studio Scheffler für berliner buchmacher
Fotos: © 2008 Duncan Baird Publishers Ltd.

Die Informationen in diesem Buch sind von Autorin und Verlag sorgfältig erwogen und geprüft, dennoch kann keine Garantie übernommen werden. Eine Haftung der Autorin bzw. des Verlags und seiner Beauftragten für Personen-, Sach- und Vermögensschäden ist ausgeschlossen.
Haben Sie gesundheitliche oder andere Probleme, sollten Sie einen Arzt konsultieren, bevor Sie eine der in diesem Buch empfohlenen Praktiken anwenden. Verwenden Sie kein Massageöl, wenn Sie ein Kondom benutzen, denn das Öl kann Latex beschädigen. Bedenken Sie auch, dass in vielen Ländern sexuelle Handlungen in der Öffentlichkeit gesetzlich verboten sind und mitunter mit sehr harten Strafen (bis hin zu langjährigen Gefängnisstrafen) geahndet werden.

Printed in Hong Kong

817 2635 4453 6271

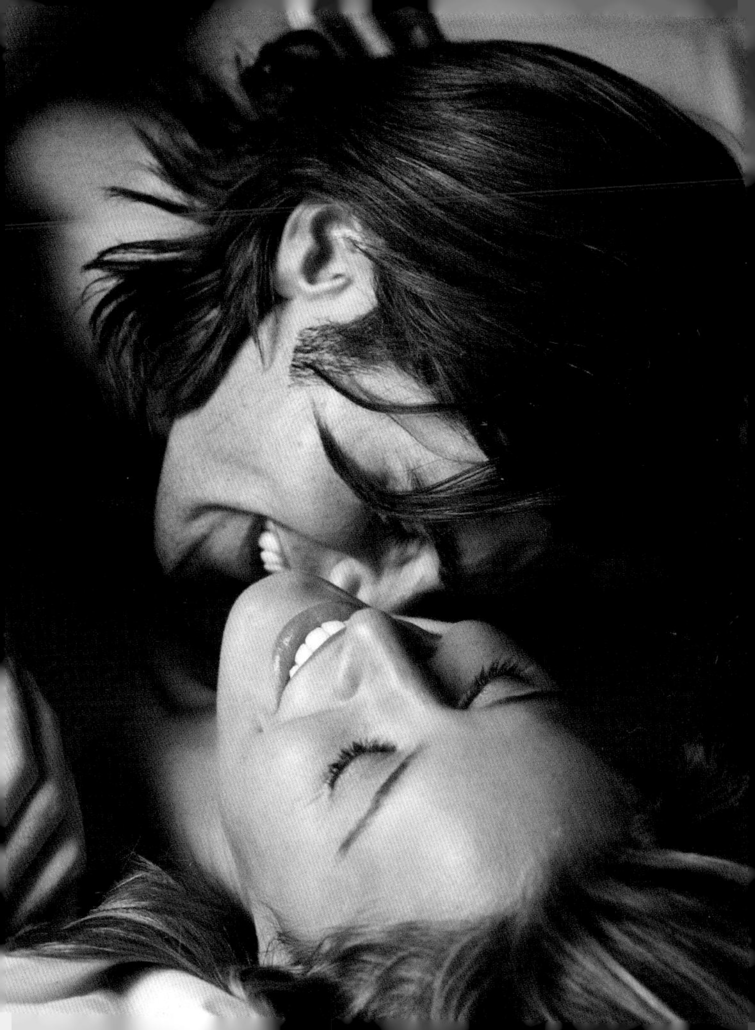

Inhalt

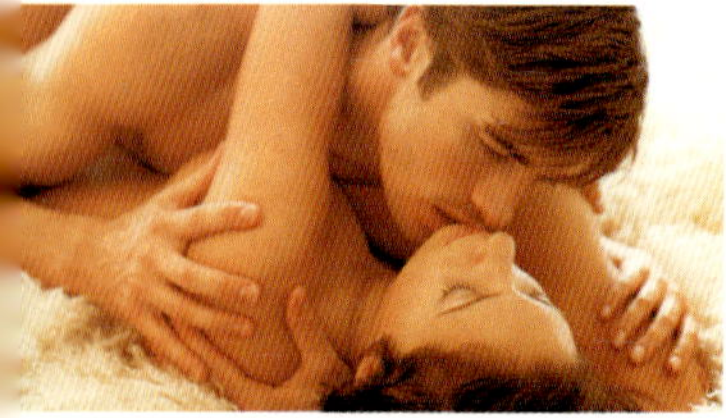
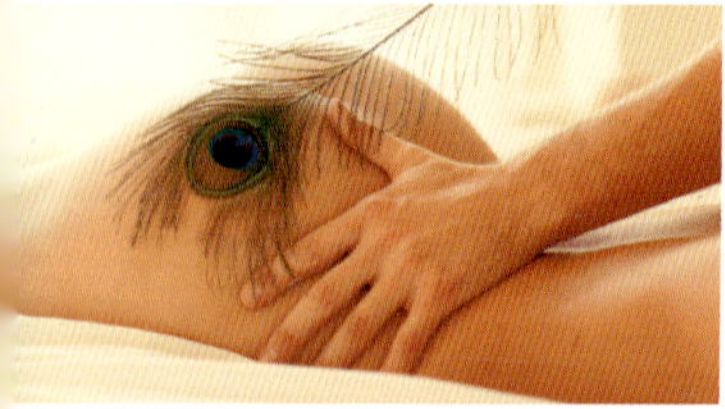
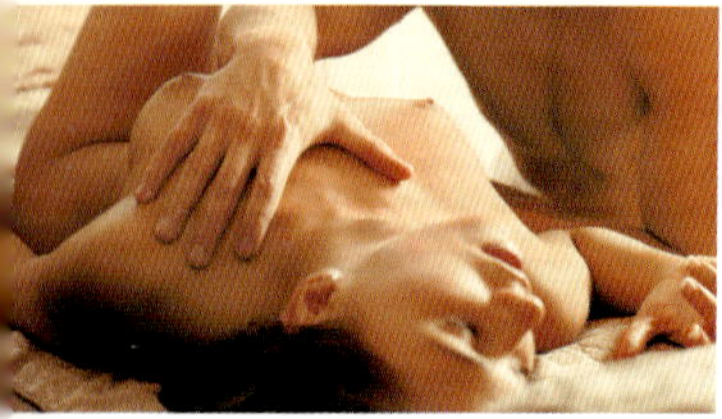

12–57 heiß

58–101 heißer

102–143 rotglühend

Einführung

Wir vergessen allzu leicht, wie wir einander wirklich berühren sollen. Erotische Massage ist wunderbar – sie bringt Leidenschaft, Verspieltheit, eine neue Bindung, Erotik und Sinnlichkeit ins Schlafzimmer.

Am Anfang einer Beziehung ist es oft schwer, die Hände im Zaum zu halten, und Sie verbringen Stunden im Bett, um herauszufinden, was Sie beide heiß macht. Aber nach und nach hören Sie auf, einander so zu berühren, dass eine Verbindung zwischen Ihnen entsteht. Sie unterstellen einfach, dass Ihr Partner so und nicht anders angefasst werden möchte.

Jeder kann es!

Jeder kann durch Massage erotische Lust spenden. Sie brauchen keinen Kurs zu belegen und keine komplizierten Techniken zu erlernen. Nutzen Sie einfach die sinnliche Macht Ihrer Hände und

Fingerspitzen. Eigentlich brauchen Sie nicht einmal die Hände – Sie können auch mit den Lippen, der Zunge, dem Haar und sogar den Zehen sinnlich massieren. Eine Massage kann den ganzen Tag dauern oder kurz und einfach sein, zum Beispiel wenn Sie vor dem Schlafengehen das Gesicht Ihres Partners streicheln.

So nutzen Sie dieses Buch

Lesen Sie dieses Buch immer wieder mit Ihrem Partner. Lassen Sie sich von den erotischen Fotos inspirieren und wählen Sie abwechselnd eine Massage oder Übung aus. Wenn die sinnliche Berührung für Sie keine Priorität mehr hat, sollten Sie für die erotische Berührung jede Woche einen Abend reservieren. Zünden Sie Kerzen an und ziehen Sie einander aus. Schlagen Sie dann dieses Buch irgendwo auf, und lassen Sie sich von ihm überraschen! Wenn Sie einander erst kürzlich kennen gelernt haben, helfen Ihnen die Anregungen in diesem Buch, sich gegenseitig zu entdecken. Das Buch besteht aus drei Teilen und jeder vermittelt Ihnen leicht unterschiedliche erotische Erfahrungen. Arbeiten Sie sich allmählich durch das Buch, oder schmökern Sie auf Ihren Lieblingsseiten – je nach Lust und Laune.

Von heiß bis rotglühend

Teil 1 – Heiß – führt Sie allmählich in die Kunst der sinnlichen Berührung und Massage ein, damit Sie beide herausfinden, was Ihnen gefällt. So beginnt Ihre sexuelle Kommunikation.

Teil 2 – Heißer – steigert die Temperatur. Sie tauchen tiefer und suchen die wirklich erogenen Zonen. Und Sie lernen, sich selbst heiß zu machen. Zwar sind die Hände das nahe liegendste Massagewerkzeug; aber Sie werden sehen, dass Sie Ihrem Partner auch mit anderen Körperteilen Lust bereiten können.

Teil 3 – Rotglühend – bereitet Sie darauf vor, richtig frivol zu werden. Sie experimentieren mit Sexspielzeug und lernen einige scharfe Zungentricks. Ihr Partner wird jedes Mal wieder um diese Genüsse betteln!

Neue Lust

Am Ende jedes Teils lernen Sie, einander sinnlich zu berühren und gleichzeitig mit verschiedenen Stellungen zu experimentieren, darunter einige aus fernöstlichen Texten wie dem *Kamasutra* und dem *Ananga Ranga.*

Sobald Sie ungehemmt darüber reden können, wie Sie berührt werden wollen, genießen Sie eine neue Offenheit in Ihrem Sexleben, und die erotischen Berührungen, die Sie gelernt haben, führen Sie und Ihren Partner auf neue Gipfel der Sinneslust. Werden Sie gemeinsam glühend heiß!

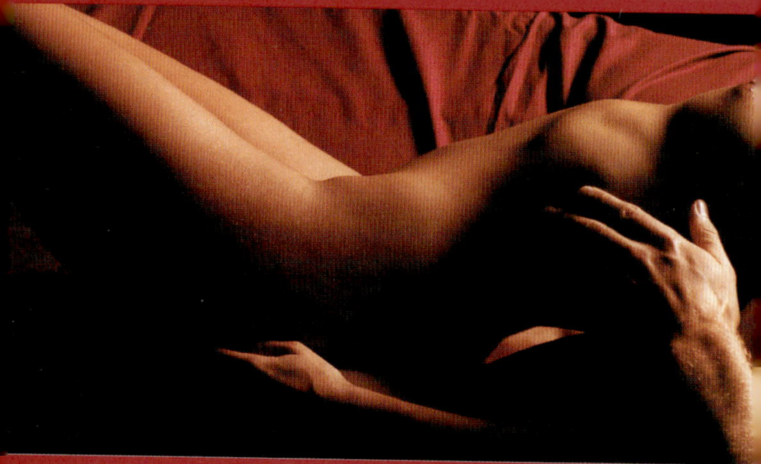

erforschen • streicheln • knabbern • küssen • necken

heiß

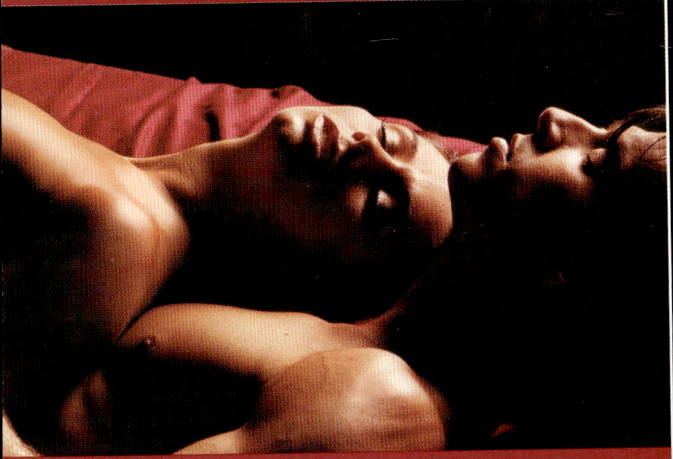

heiß

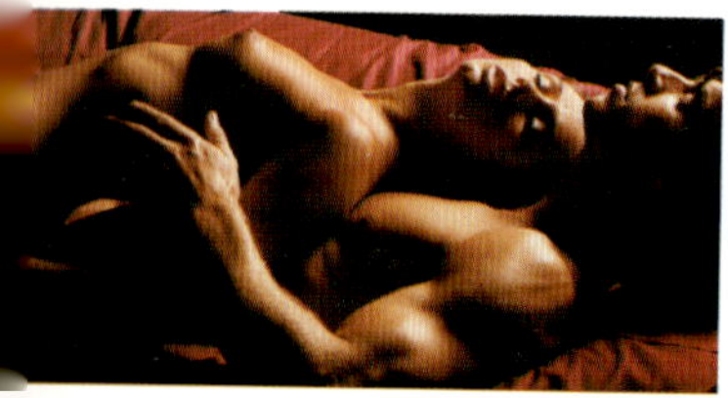

heiß

Steigern Sie die Hitze im Schlafzimmer und erforschen Sie den Körper Ihres Partners durch Berührungen. Das wird eine der sinnlichsten Erfahrungen Ihres Lebens! Wenn Sie Ihren Partner vor dem Sex und mittendrin streicheln, ist der Sex kein rein genitaler Vorgang mehr, sondern ein Erlebnis des ganzen Körpers.

Nutzen Sie die Massagetechniken in diesem Kapitel, um Ihr Vorspiel auszudehnen, sinnlichen Hautkontakt zu genießen und den Körper Ihres Partners *intim* kennen zu lernen. Lernen Sie, wie Sie beide berührt und gestreichelt werden wollen; entdecken Sie alle empfindlichen Stellen des Partners; finden Sie heraus, was ihn wirklich antörnt. Übrigens: Massieren kann ebenso lustvoll sein wie massiert zu werden!

Führen Sie Ihren Partner auf neue Gipfel der Sinneslust. Experimentieren Sie mit verschiedenen Berührungen der erogenen Zonen zur rechten Zeit. Machen Sie guten Sex zu prickelndem überirdischen Sex.

heiß

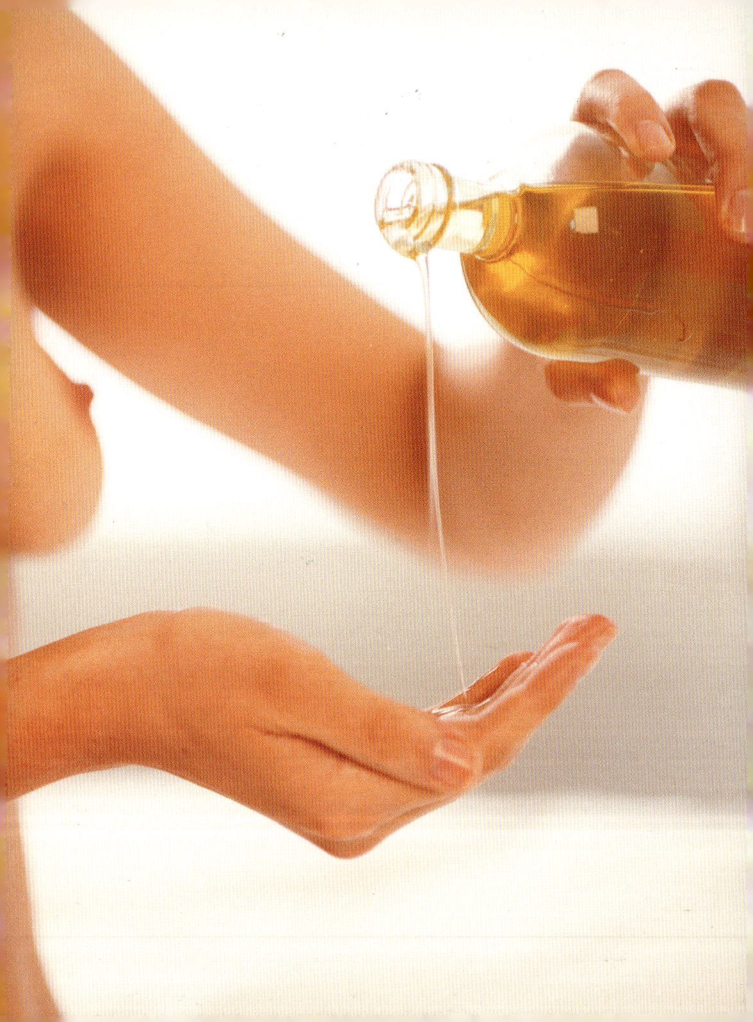

Ein Sexheiligtum

Damit Sie und Ihr Partner wirklich heiß werden, müssen Sie sich warm und behaglich fühlen. Sinnliche Berührungen setzen die richtige Umgebung voraus, in der Sie einander verführen können. Schaffen Sie eine ruhige intime Atmosphäre – zünden Sie Kerzen an, verbrennen Sie Weihrauch oder Duftöle, spielen Sie leise Musik. Verwenden Sie warme flauschige Handtücher, und vergessen Sie nicht, auch die Hände zu wärmen.

Sinnliche Öle

Öl ist eine wichtige Zutat bei der sinnlichen Massage. Es stimuliert die Sinne und macht die ganze Begegnung erotischer und den Hautkontakt angenehmer. Verreiben Sie das Öl zwischen den Händen, um es zu wärmen, oder stellen Sie die Flasche eine Weile in heißes Wasser.

Sanfter Beginn

Eine Massage löst köstliche Empfindungen aus, die sowohl entspannen als auch anregen. Beginnen Sie mit einer zärtlichen Berührung, ehe Sie kräftiger massieren (*siehe Seite 20*).

Sanfte Techniken

Bei der Gleittechnik (*siehe rechts*) legen Sie die Hände flach auf und streichen mit fließenden Bewegungen über die Haut. Lassen Sie die Hände von einem Körperteil zum anderen wandern.

Beklopfen Sie nun mit lockeren Fäusten und mit der Seite oder dem flachen Teil der mittleren Fingerglieder (nicht mit den Knöcheln) die Beine, die Schultern und den Rücken.

Probieren Sie nun den Rechen: »Harken« Sie mit den Fingerspitzen über die Haut. Dadurch lösen Sie eine Fülle von Empfindungen aus: Schnelles kräftiges Harken wirkt anregend und stärkend; sanftes und langsames Harken fühlt sich wundervoll sinnlich an.

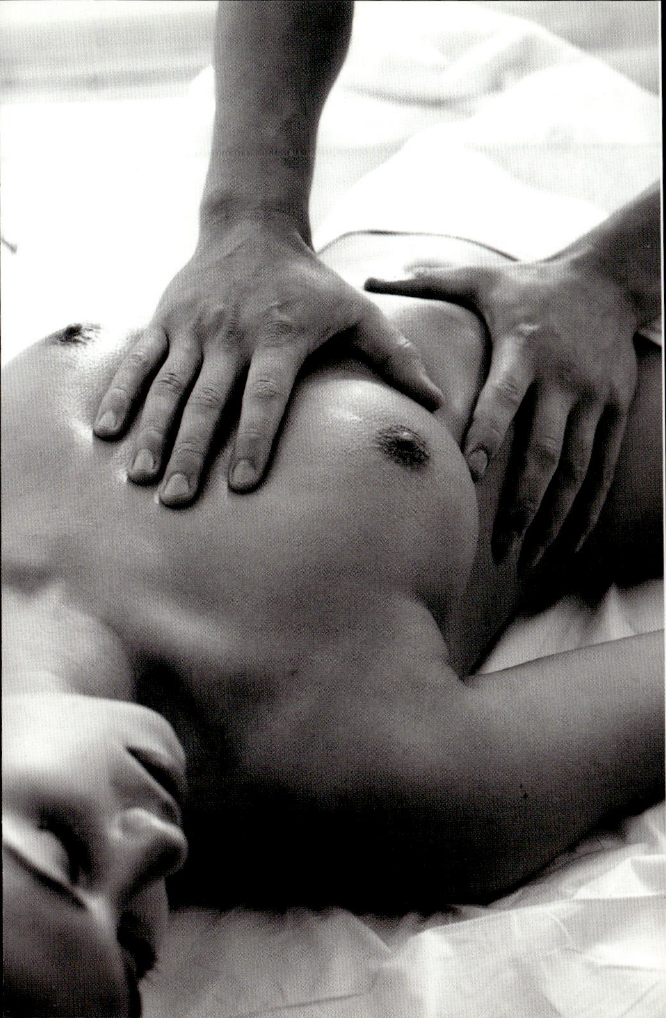

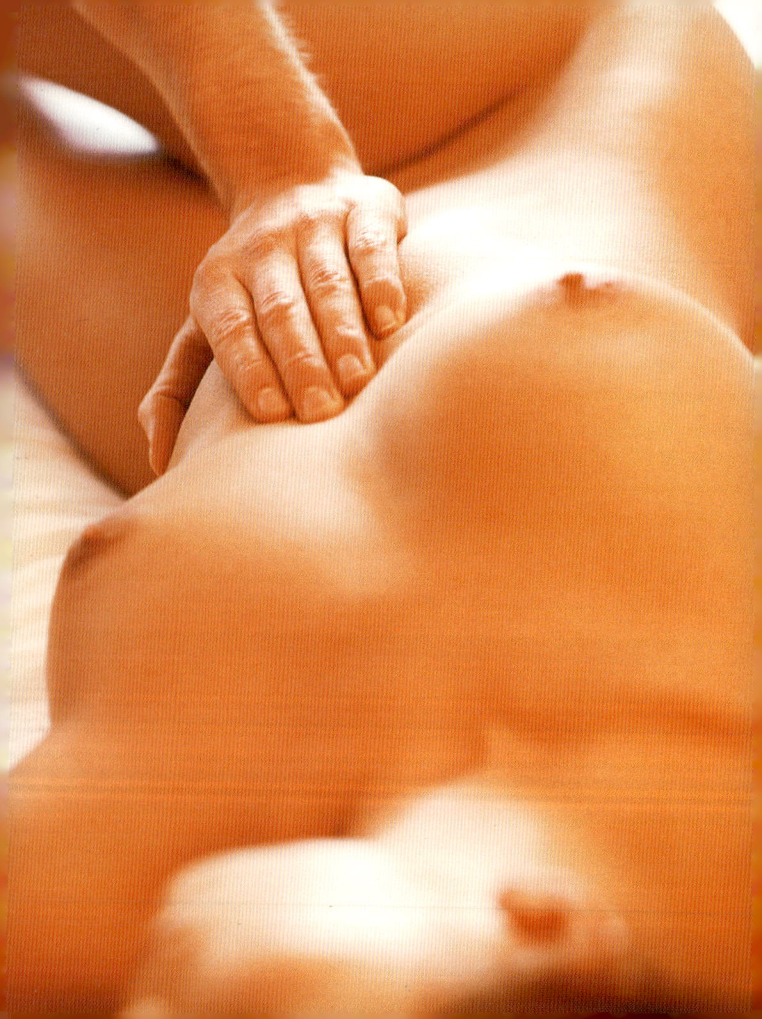

Es wird härter

Sobald Ihr Partner entspannt ist, können Sie den Druck steigern und tiefer massieren. Fragen Sie immer, wie es sich anfühlt, und ändern Sie Druck und Technik, wenn nötig. Drücken Sie nie direkt auf die Wirbelsäule.

Tiefenmassage

Steigern Sie den Druck allmählich, indem Sie Ihr Körpergewicht langsam auf die Hand verlagern und fest mit den Fingerspitzen aufdrücken (*siehe links*). Wenn die eine Hand sich hebt, macht die andere sofort weiter, damit Sie stets in Kontakt mit der Haut bleiben. Dann wählen Sie eine fleischige Körperstelle aus und pressen sie zwischen dem Daumen und den anderen Fingern. Zum Schluss ballen Sie die Hände zu Fäusten, legen die Fingerknöchel auf den Körper des Partners, rollen sie seitwärts und üben dabei Druck aus. Das fühlt sich großartig an und lockert verspannte Muskeln.

Lust spenden

Selbst wenn Sie alle Massagetechniken beherrschen, hat Ihr Partner nichts davon, wenn er spürt, dass es Ihnen keinen Spaß macht. Eine Massage sollte ein Vergnügen sein, keine Pflichtübung.

Genießen Sie das Erlebnis

Wenn Sie verspannt sind oder sich unwohl fühlen, übertragen Sie diese Empfindungen auf den Partner. Achten Sie auf eine gerade Haltung, und beugen Sie sich nicht in einem unbequemen Winkel über den Partner. Wenn Sie auf dem Boden massieren, knien Sie am besten auf einem Handtuch. Falls die Arme oder Hände zu schmerzen beginnen, massieren Sie eine Weile sanfter.

Ein guter Masseur schweift mit den Gedanken nicht ab. Stimmen Sie sich auf den Partner ein, und denken Sie an die Lust, die Sie spenden. Wenn Ihnen das schwerfällt, konzentrieren Sie sich auf Ihre Atmung oder stellen sich vor, dass Sie massiert werden.

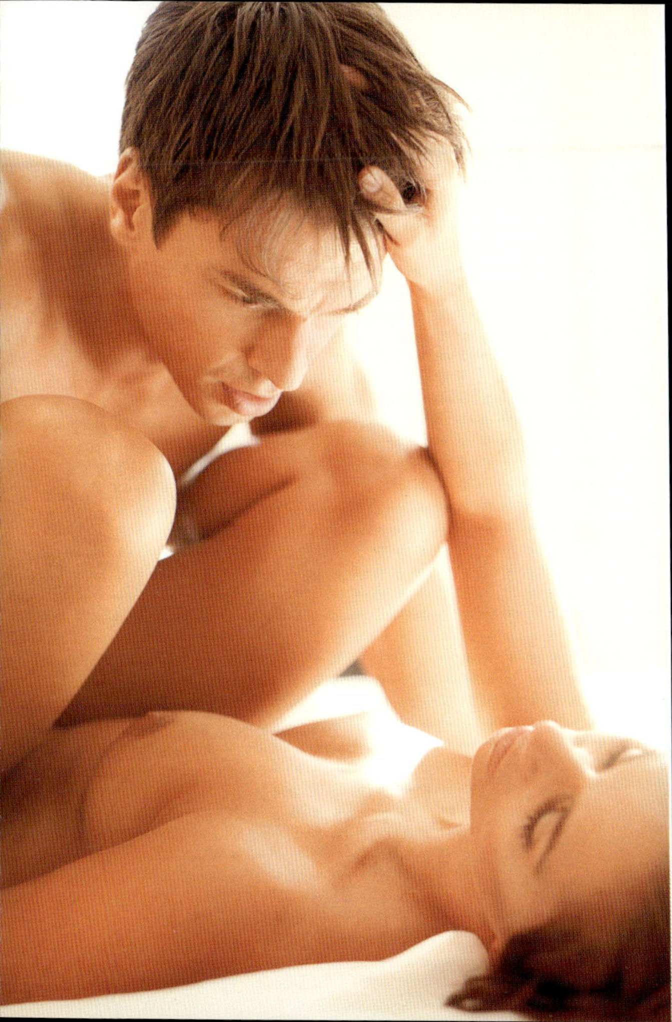

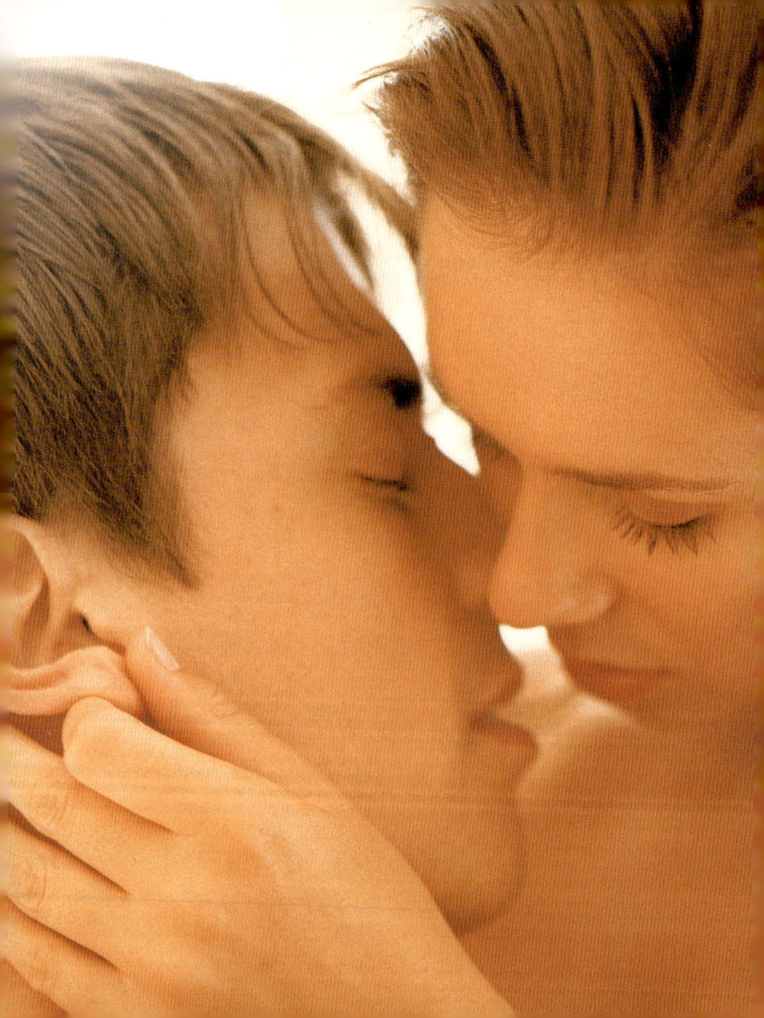

Lust empfangen

Um von einer Massage zu profitieren, müssen Sie mitarbeiten. Geben Sie sich dem Erlebnis hin, und sagen Sie, wie Sie berührt werden möchten. Eine Fülle von Empfindungen sind Ihr Lohn.

Still werden

Wenn Sie an etwas anderes denken oder über Ihre Sorgen grübeln, ist die Massage nicht lustvoll. Denken Sie nicht einmal an die Massage – sonst sorgen Sie sich vielleicht, ob der Partner Sie attraktiv findet.

Konzentrieren Sie sich auf die Atmung. Stellen Sie sich beim Einatmen vor, dass der Atem in den massierten Körperteil fließt und das Innere Ihres Körpers so liebkost, wie Ihr Partner die Haut liebkost. Atmen Sie dann Ihre Gedanken und Verspannungen aus.

Erforsche mich

Eine sinnliche Massage kann ein sehr intimes Vorspiel sein und Ihnen helfen, den Körper Ihres Partners und seine Lustzonen wirklich zu entdecken. Nehmen Sie sich Zeit, und sagen Sie einander, wie und wo Sie berührt werden möchten.

Stehen Sie nach einer Massage nicht gleich auf, sonst finden die Intimität und die

und streichle

• • •

enge Bindung, die Sie hergestellt haben, ein jähes Ende. Genießen Sie die Nähe. Probieren Sie die Löffelstellung (*siehe Seite 56*) aus, und atmen Sie synchron. Schauen Sie einander in die Augen, oder umarmen und streicheln Sie einander, bis die entspannte, sinnliche Stimmung langsam erotischer wird.

mich überall

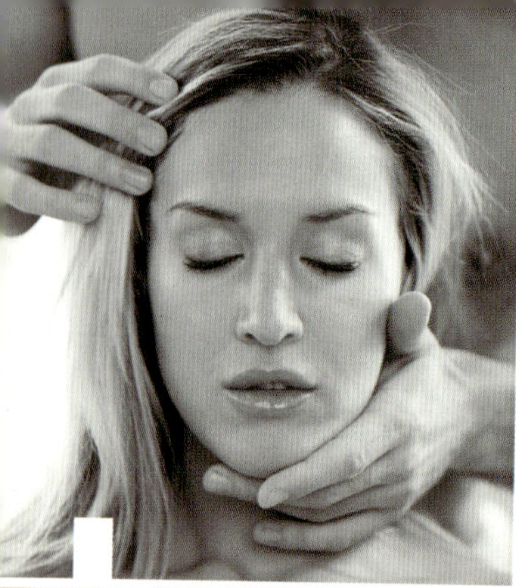

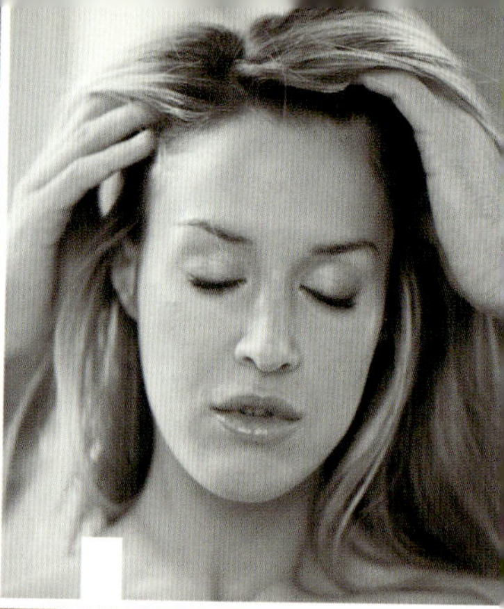

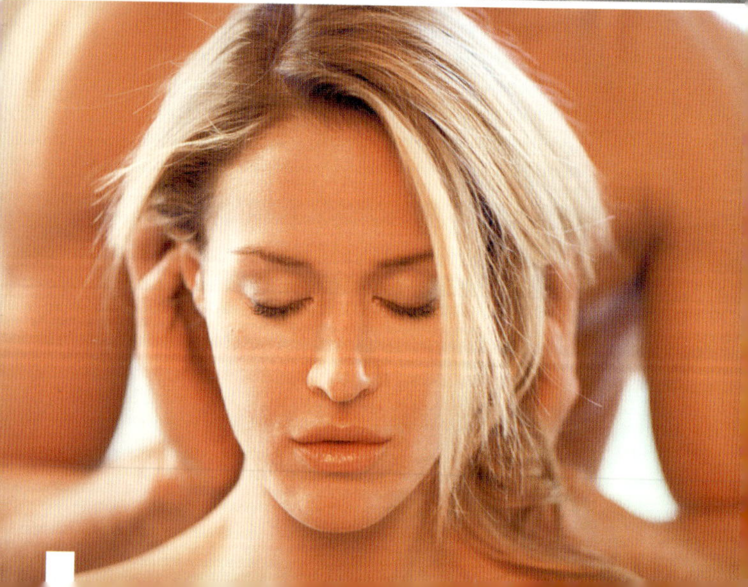

Sinnliche Kopfmassage

Eine Kopfmassage ist sinnlich und wohltuend zugleich. Damit können Sie einander verwöhnen und in eine entspannte, liebevolle Stimmung bringen.

1 Die Partnerin sitzt auf einem Stuhl mit gerader Lehne und schließt die Augen. Legen Sie die Hände sanft auf ihre Schultern. Atmen Sie beide drei Mal tief und synchron ein. Streichen Sie dann sanft mit den Fingerspitzen über das Gesicht der Partnerin – über die Stirn, das Kinn und die Wangen.

2 Reiben Sie die Hände mit Öl ein und fahren Sie mit den Fingern durch das Haar der Partnerin. Machen Sie lange fließende Bewegungen und üben Sie mit den Fingerspitzen leichten Druck aus. Wiederholen Sie diesen Schritt mehrere Minuten lang, um die Partnerin vollständig zu entspannen.

3 Legen Sie die Fingerspitzen oder die Handballen über die Ohren der Partnerin und üben Sie mit langsamen Kreisbewegungen Druck aus. Wiederholen Sie diese Massage über den Schläfen.

Sinnliche Fußmassage

Der Fuß ist bei vielen Menschen eine wichtige erogene Zone. Verwöhnen Sie Ihre Partnerin mit dieser köstlichen Massage und schenken Sie ihren Füßen ungeteilte Aufmerksamkeit.

1 Legen Sie die Fingerspitzen auf den Fuß der Partnerin, die Daumen auf die Sohle. Üben Sie nun mit winzigen kreisförmigen Bewegungen Druck aus. Bleiben Sie etwa eine Minute an derselben Stelle und massieren Sie dann weiter über den ganzen Fuß.

2 Halten Sie die Ferse in einer Hand und drücken Sie mit dem Daumen der anderen Hand kräftig auf die Fußsohle. Bearbeiten Sie die ganze Fußsohle mehrere Male.

3 Zum Schluss lassen Sie den Fuß am Knöchel im Uhrzeigersinn und umgekehrt rotieren. Dann drücken Sie den Fuß kräftig zwischen den Händen. Wenn Sie mit der Massage fertig sind, wickeln Sie den Fuß behutsam in ein warmes Handtuch. Dann massieren Sie den anderen Fuß.

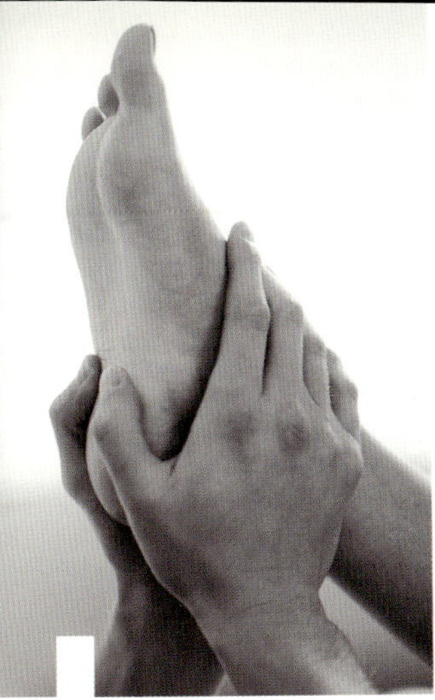

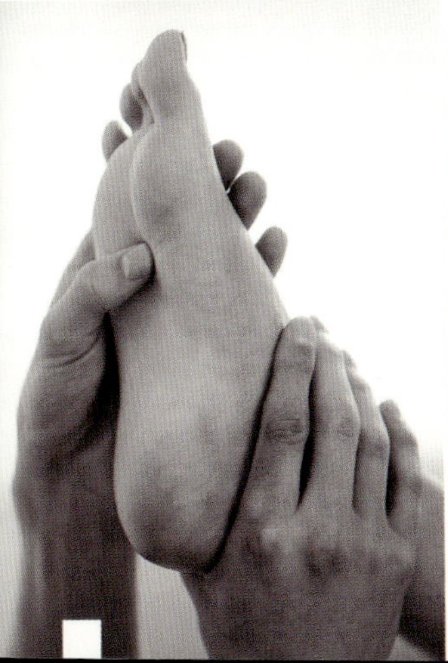

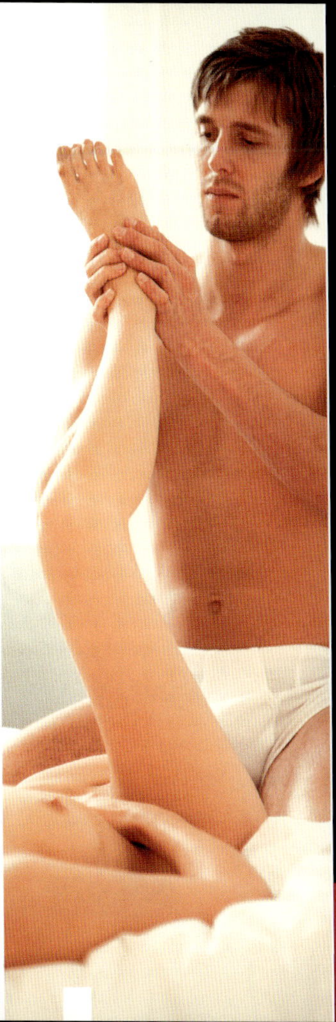

Sauge, knabbere an mir

Der Mund ist ein großartiges sinnliches Werkzeug. Er kann saugen und knabbern und auf diese Weise massieren. Manche Menschen finden es erregend, wenn Schmerzen drohen. Dennoch sollten Sie verspielt knabbern.

Aufregende Techniken

Zeigen Sie Ihrem Partner, wie Sie oralen Sex haben möchten: Saugen Sie einfach an seinem Finger. Was er sieht und spürt, zeigt ihm schnell, was Sie wollen.

Befeuchten Sie die Haut des Partners gut mit Speichel oder Öl, und tun Sie dann so, als wollten Sie ihn beißen. Stattdessen lassen Sie aber die Zähne über die Haut gleiten. Knabbern Sie sanft am Gewebe und streicheln Sie es dann mit den Zähnen. Das ist besser als Zwicken und Beißen. Saugen sie behutsam an der Haut – aber Vorsicht: Knutschflecken können die Folge sein.

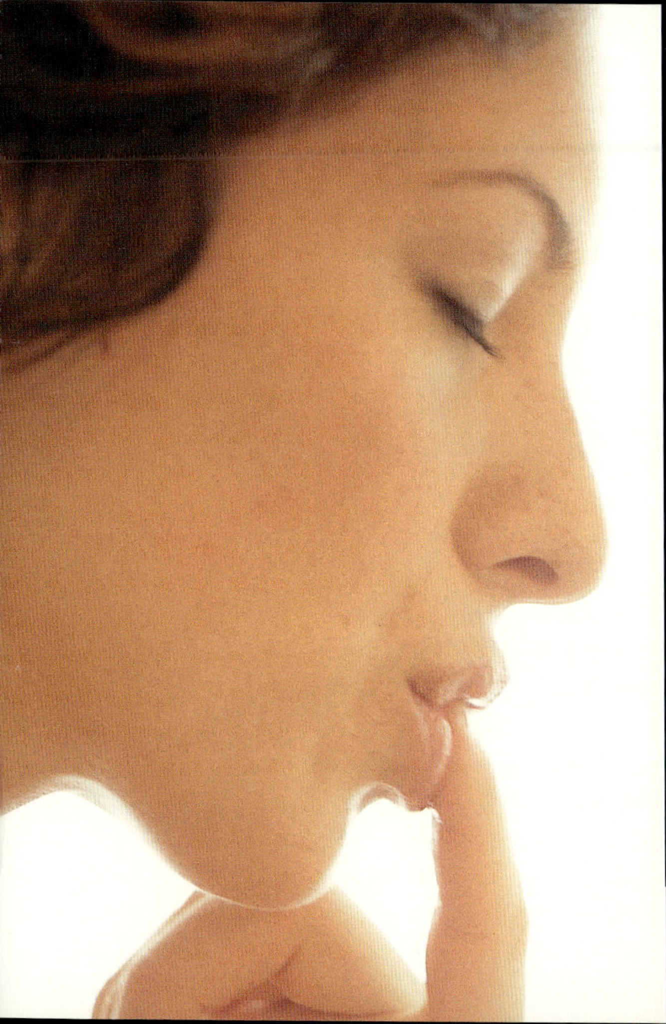

heiß

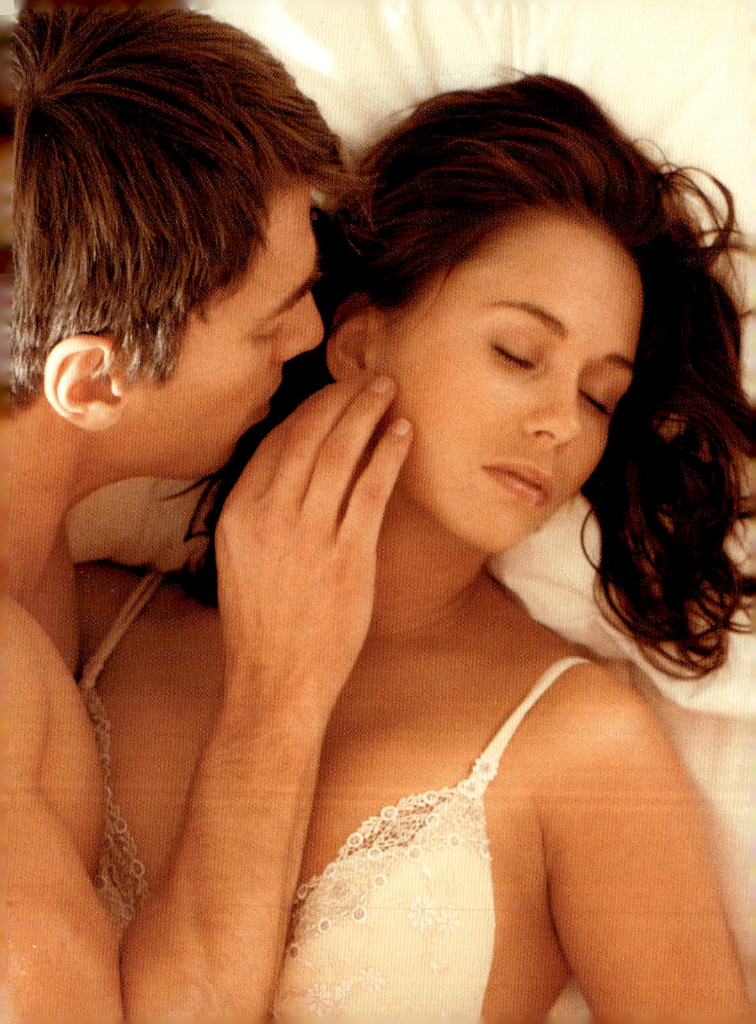

Berühre mich da

Sie können nie zu viel darüber wissen, was Ihren Partner heiß macht. Finden Sie heraus, was er prickelnd findet und was ihn schaudern lässt. Sagen oder zeigen Sie einander, wie und wo Sie gestreichelt werden möchten.

Heiße Stellen

Geben Sie Ihrem Partner eine Liste Ihrer fünf oder zehn »heißesten Stellen«. Seien Sie ehrlich. Vielleicht finden Sie eine Kopf-, Rücken- oder Fußmassage entspannend, während andere Stellen Sie richtig wild machen: Ohrläppchen, Kniekehlen, Achselhöhlen, Schlüsselbein, Handgelenke oder Fingerspitzen.

Wenn Sie irgendwo nicht berührt werden möchten, sagen Sie dem Partner das. Es ist wichtig, dass er diese Stellen ebenfalls kennt und Rücksicht nimmt.

Erzähle mir eine

Damit eine Fantasie so echt und erotisch wie möglich wird, sollten Sie beide darin vorkommen. Erzählen Sie in der ersten Person und im Präsens. Würzen Sie Ihre Geschichte mit aufregenden Details und achten Sie auf Spannung. Erzeugen Sie eine sexuell geladene Atmosphäre. Angenommen, die Story beginnt in einem Büro. Erwähnen Sie

und mach mich

Fantasie …

dann den Blickkontakt und Ihr unterdrücktes Verlangen. Sex im Freien, verbotener Sex oder langes Warten auf den Sex eignen sich hervorragend für solche Fantasien. Wenn Sie dann zur Sache kommen, sollten Sie alles genau beschreiben. Zum Beispiel: »Mein Finger gleitet in dich und ich küsse deine Schenkel …«

damit heiß

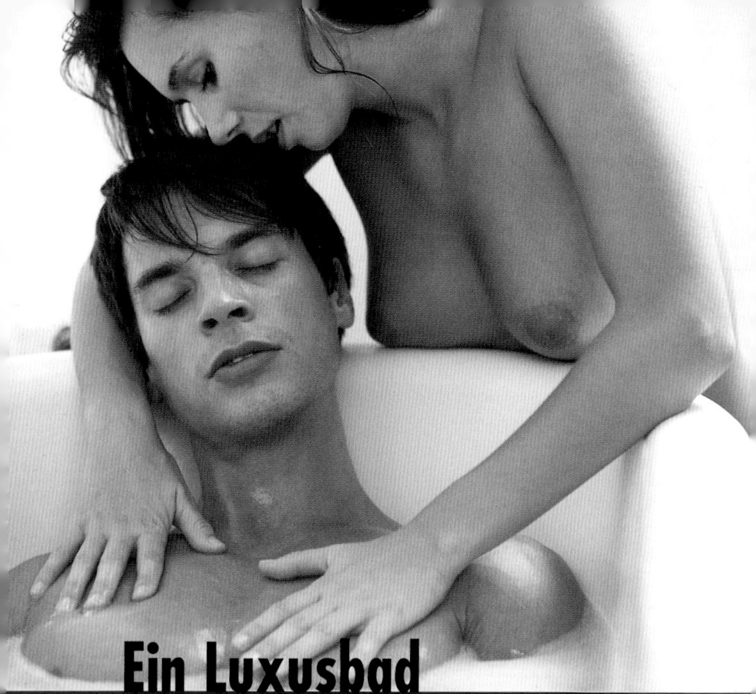

Ein Luxusbad

Nehmen Sie Ihren Partner an der Hand und führen Sie ihn zu einem heißen duftenden Bad bei Kerzenschein. Er sollte nicht sprechen, sondern das sinnliche Erlebnis einfach genießen. Ziehen Sie ihn behutsam aus, und laden Sie ihn ein, in die Wanne zu steigen. Gehen Sie mit hinein, wenn der Platz reicht; andernfalls knien Sie neben der Wanne. Seifen Sie

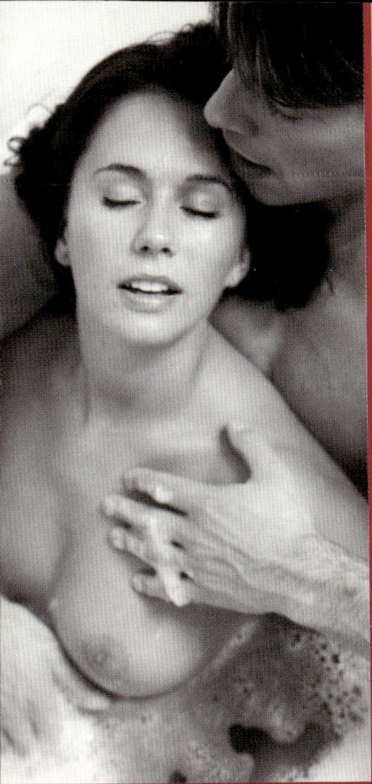

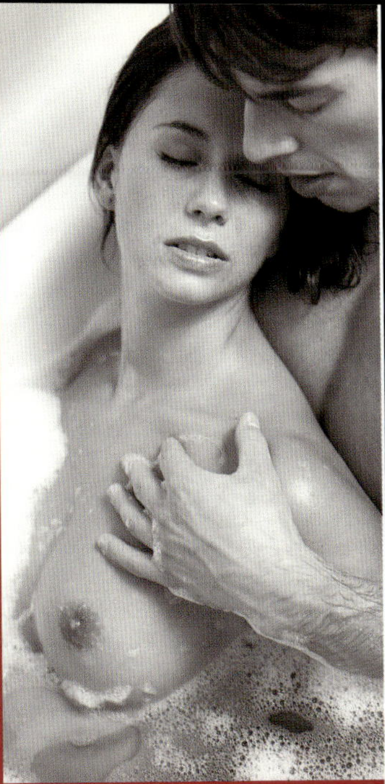

den Partner ein, und waschen Sie jeden Teil seines Körpers außer den Genitalien. Zum Schluss waschen Sie auch diese mit viel Duschgel als Gleitmittel und streicheln sie mit den Fingerspitzen. Lassen Sie Ihren Partner dann aus der Wanne steigen, wickeln Sie ihn in ein warmes Handtuch und trocknen Sie ihn sanft ab. Dann entfernen Sie das Handtuch …

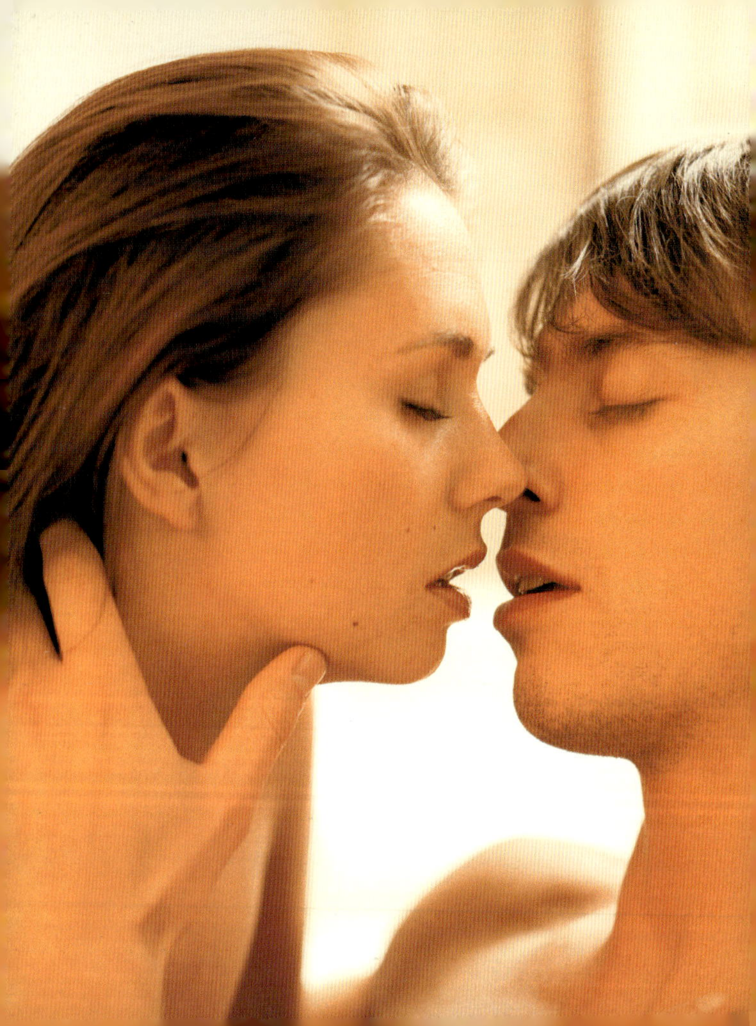

Liebevoller Atem

Der Atem ist eines der subtilsten und sinnlichsten Massagewerkzeuge, das man sich vorstellen kann. Er erzeugt ein herrliches Gefühl der Intimität.

Pusten Sie

Nähern Sie Ihr Gesicht dem des Partners, damit Sie beide den Atem des anderen spüren. Küssen Sie einander. Dann legt Ihr Partner sich auf den Bauch, und Sie blasen sanft über seinen Po Richtung Kopf. Nun rücken Sie ein wenig vor, holen tief Luft und pusten weiter zum Kopf hin, die ganze Wirbelsäule entlang.

Nun legt der Partner sich auf den Rücken und Sie blasen die Energie zurück nach unten: vom Kopf über die Brust und den Bauch bis zu den Genitalien. Lecken Sie die Haut ab und blasen Sie dann ganz sanft darauf.

Energiemassage

Diese Massage stimuliert den Körper, so dass Ihr Partner sich ruhig und doch energiegeladen fühlt. Das entspannt und bringt einander näher.

1 Ihr Partner liegt auf dem Bauch, Sie knien neben ihm und halten die Handflächen über die Lendenwirbelsäule. Schließen Sie die Augen, und visualisieren Sie die Energie, die sein Körper ausstrahlt.

2 Bewegen Sie die Hände nun kreisförmig über das untere Ende der Wirbelsäule. Lassen Sie die Hände dann langsam und mit kreisförmigen Bewegungen an der Wirbelsäule entlang nach oben wandern, ohne die Haut zu berühren.

3 Nun ziehen Sie die Hände zurück zum Ende der Wirbelsäule und legen sie dort auf die Haut. Umkreisen Sie diese Stelle. Lassen Sie die Hände dann hinauf zum Kreuzbein gleiten und dort erneut kreisen. Nun bitten Sie Ihren Partner, sich umzudrehen, und wiederholen Sie die Kreisbewegungen an der Vorderseite seines Körpers.

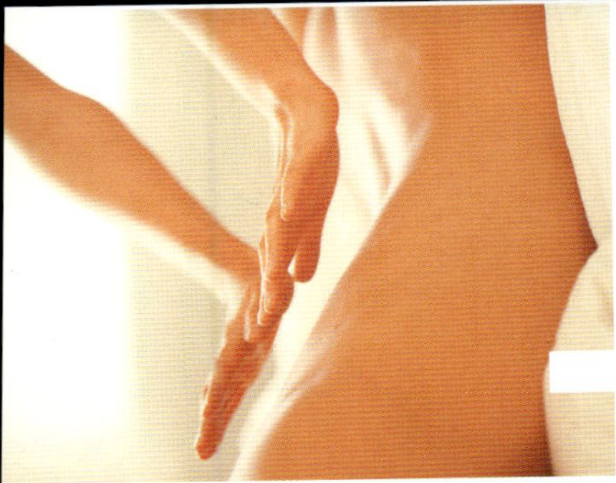

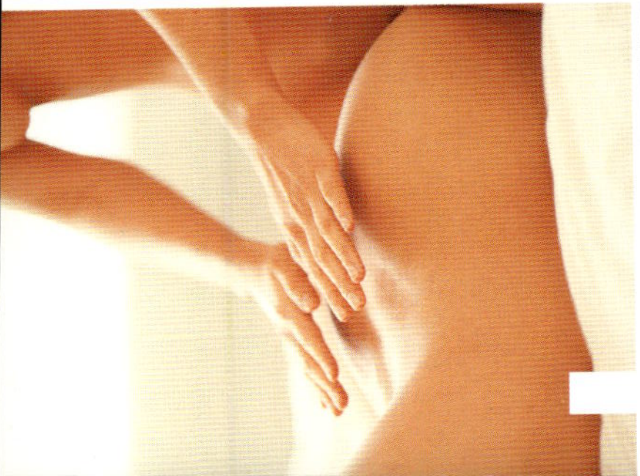

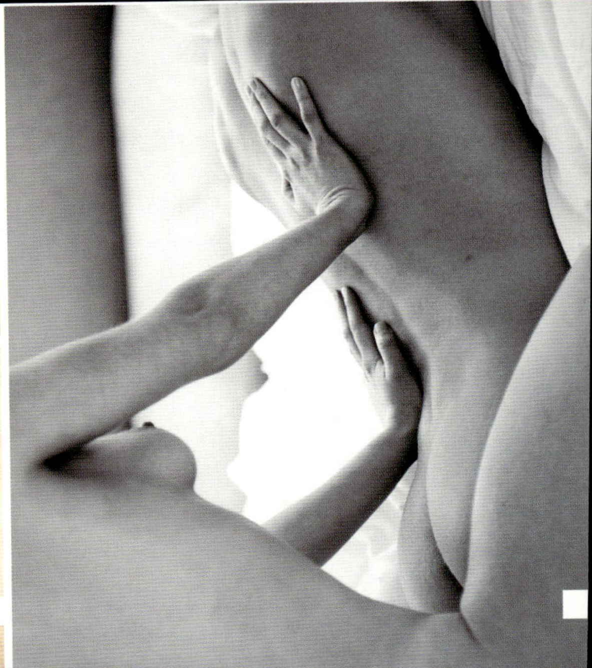

Sinnliches Erwachen

Sie wissen jetzt beide, wie Sie massieren und massiert werden möchten. Versuchen Sie nun, Ihr Wissen mit dieser Übung praktisch anzuwenden.

STUFE 1 Erforschen Sie den Körper Ihres Partners langsam. Ziehen Sie zunächst seine Gesichtszüge mit den Fingerspitzen nach. »Gehen« Sie dann mit den Fingern die Oberschenkel hinauf. Rollen Sie seine Finger zwischen Ihrem Daumen und Zeigefinger. Variieren Sie Tempo und Druck. In diesem Stadium sollten Sie Brüste und Genitalien nicht berühren – das kommt später.

STUFE 2 Wiederholen Sie Stufe 1, diesmal aber mit Brüsten und Genitalien. Sie sollen Ihren Partner nicht zum Orgasmus bringen, sondern ihm ein sinnliches Erlebnis verschaffen, das den ganzen Körper einbezieht. Berühren Sie die Genitalien und Brüste spielerisch und forschend, nicht auf die altvertraute Weise. Widmen Sie diesen Stellen aber nicht mehr Aufmerksamkeit als den anderen.

STUFE 3 Massieren Sie einander abwechselnd. Auch jetzt ist der Orgasmus nicht das Ziel. Es geht darum, den Körper sensitiver zu machen und köstliche Empfindungen zu genießen. Verwenden Sie so viel Öl, wie Sie wollen, und experimentieren Sie mit einem Seidenschal, einem Stück Samt oder einem weichen Pinsel. Sie brauchen damit nichts Kompliziertes zu tun. Es kann schon ein sinnliches Erlebnis sein, wenn Sie hinter Ihrem Partner sitzen und sein Haar mit fließenden Bewegungen bürsten oder ihm mit einem Seidenschal über die nackte Haut streichen.

STUFE 4 Jetzt dürfen Sie einander gleichzeitig berühren. Verwenden Sie Öl und Hilfsmittel, berühren Sie die Brüste und Genitalien. So erreichen Sie die nächste Ebene der Sinnlichkeit und Erotik; denn Sie genießen beide die Reaktionen des Partners. So reizvoll es sein mag, jetzt Sex zu haben oder einander zum Orgasmus zu stimulieren – warten Sie noch. Beschreiben Sie nach dieser Übung, was Sie gefühlt und genossen haben. Nutzen Sie alles, was Sie auf den einzelnen Stufen gelernt haben, später beim Vorspiel und beim Sex.

Mach's fester

Jetzt geht es darum, dem Partner Lust zu bereiten. Aber es schadet nicht, wenn Sie ihn so lange necken, bis er Ihnen sagt, was er wirklich will. Fordern Sie ihn auf, offen zu reden. Manchmal genügt auch ein zufriedenes »Mmmm« oder ein einziges Wort wie »Schön«, »Mehr« oder »Fester«. Der Partner soll Sie anflehen, ihm noch mehr Lust zu be-

mach mich

und tiefer ...

reiten. Wenn ihm etwas nicht gefällt, fragen Sie, was Sie anders machen sollen. Je mehr Sie beide kommunizieren, desto größer wird die Lust. Sagen Sie, wie Sie berührt werden möchten, wenn Sie massiert werden. Zum Beispiel: »Schieb die Hand weiter nach unten« oder »Kräftiger!« Kosten Sie Ihre Lustgefühle voll aus.

heißer!

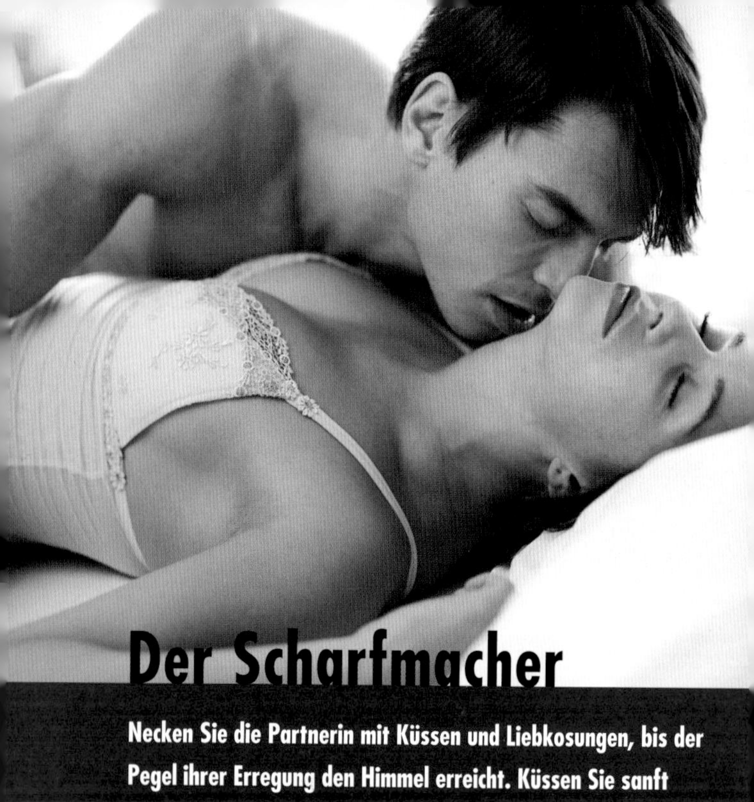

Der Scharfmacher

Necken Sie die Partnerin mit Küssen und Liebkosungen, bis der Pegel ihrer Erregung den Himmel erreicht. Küssen Sie sanft ihre Schläfen und die Umgebung der Ohren. Die Küsse sollten federleicht und kaum hörbar sein. Saugen und knabbern Sie behutsam am Ohrläppchen, und streicheln Sie gleichzeitig

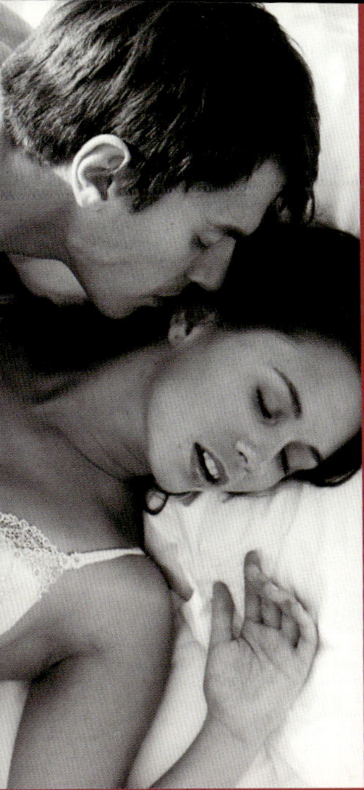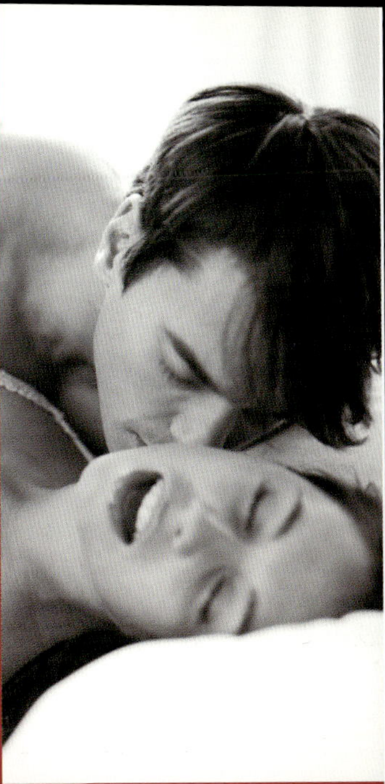

die Brustwarzen, um die Partnerin noch heißer zu machen. Erkunden Sie das Innere des Ohrs mit der Zungenspitze. Hauchen Sie zum Schluss eine Serie von federleichten Küssen auf die Haut und bewegen Sie sich dabei langsam und sinnlich vom Ohr aus den Hals hinunter. Dann forschen Sie weiter …

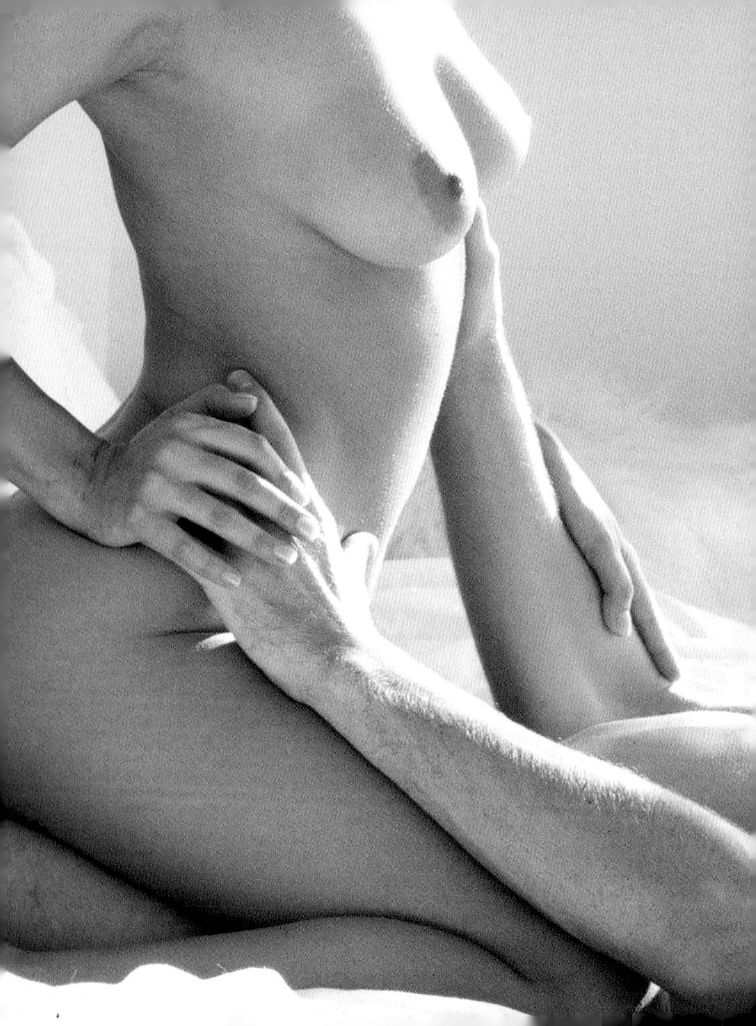

Die Oberhand

In dieser klassischen Stellung liegt er auf dem Rücken und sie sitzt auf ihm und nimmt ihn zwischen die Schenkel. So kann sie sich frei und in beliebigem Tempo bewegen. Die Klitoris reibt sich am Schambein und das kann buchstäblich ein Gipfelerlebnis sein.

Beide können einander liebevoll in die Augen schauen und küssen; aber sie kann auch wild und lüstern sein, den Kopf zurückwerfen, die Brüste nach vorne strecken und in den Hohlrücken gehen. Wenn sie gelenkig ist, kann sie die Hände auf seine Füße stützen, sich nach hinten biegen – und dann sanft die Hüften kreisen lassen.

Berührungstechnik

Er lässt die Finger oder den Daumen auf der Klitoris kreisen oder legt eine Hand darauf. Dann bewegt sie sich in ihrem eigenen Tempo vor und zurück.

Haut an Haut

Dies ist eine wundervolle Stellung für langsamen, gefühlvollen, intimen Sex. Er liegt auf dem Rücken, sie sitzt mit gespreizten Beinen auf ihm. Sobald sie seinen Penis eingeführt hat, kann sie sich hinlegen. Beide haben zwar wenig Bewegungsfreiheit, aber hier helfen einige Tricks weiter. Sie kann die Füße auf seine stellen und sich dagegenstemmen.

Er kann ihr helfen, den Körper auf und ab zu bewegen. Sie kann die Füße auch auf den Boden stellen, während er sie festhält, und dann mit den Hüften seitwärts schaukeln. Je höher sie das Becken schiebt, desto stärker wird die Klitoris stimuliert.

Berührungstechnik

Er kann mit den Fäusten, Fingern und Daumen tiefen stetigen Druck auf ihre Gesäßmuskeln ausüben und ihr dann sanft auf den Po klapsen, wenn ihr das gefällt.

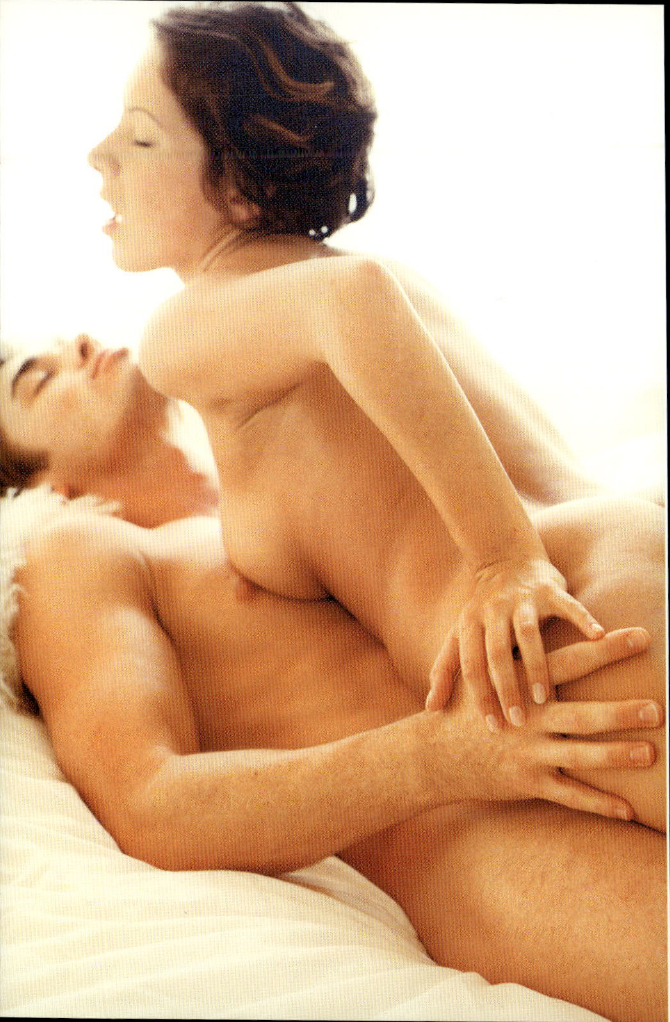

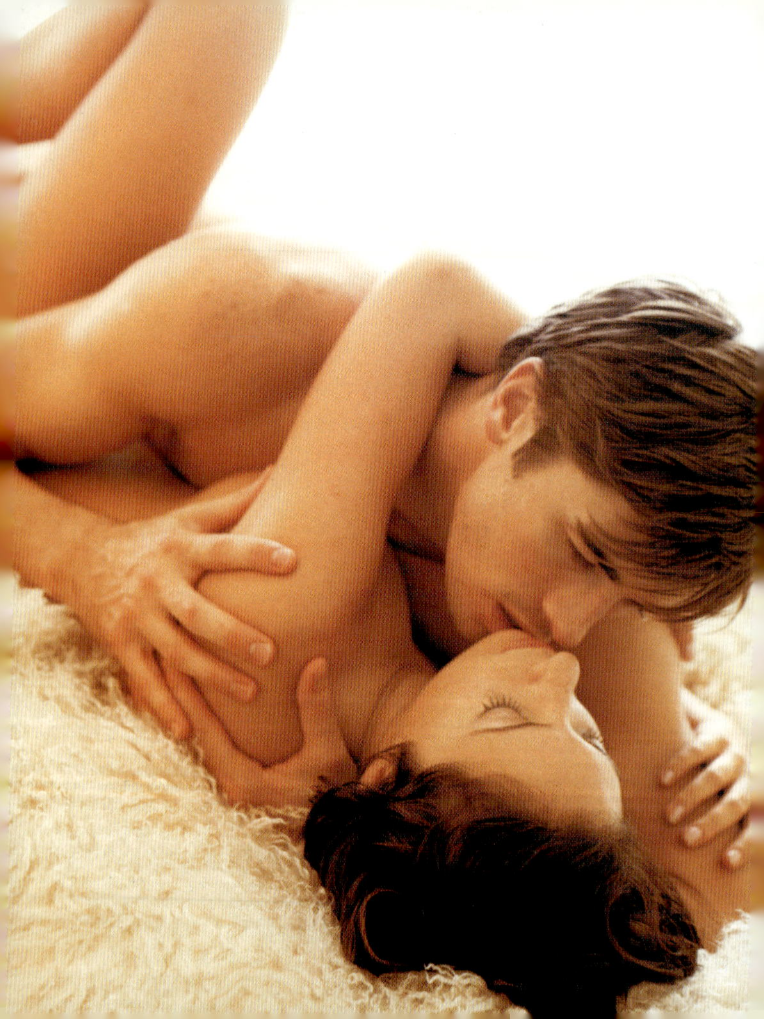

Ganz verschlungen

Näher können die Partner einander kaum kommen – hier sind sie buchstäblich ineinander verschlungen. Ausgangspunkt ist die Missionarsstellung, aber sie kann auch oben liegen. Dann drehen sich beide ein wenig auf die Seite, damit sein Gewicht nicht voll auf ihr lastet.

Die Bewegungsfreiheit ist ziemlich eingeschränkt, aber beide können lange, leidenschaftliche Küsse genießen, einander fest umarmen und einander nah sein. Beide können ein wenig hin und her schaukeln oder sanft gegeneinanderstoßen. Und sie kann den Penis mit ihren Scheidenmuskeln »melken«.

Berührungstechnik

Sie drückt die Finger am oberen Ende seiner Wirbelsäule rechts und links in die Muskeln und lässt sie dann langsam und sinnlich nach unten gleiten.

Die Löffelstellung

Dies ist eine bequeme, intime Stellung, in der kein Partner dominiert. Sie ermöglicht gemächlichen, entspannten Sex, aber mit den intensiven Empfindungen, die ein tiefes Eindringen von hinten auslöst. Nach dem Sex kann das Paar in dieser Stellung bleiben und die körperliche Nähe genießen.

Sie kann ein Bein strecken und eines beugen. Wenn sie die Knie anzieht, kann er tiefer eindringen – je weiter sie die Knie anzieht, desto tiefer. Wenn sie die Beine spreizt und das obere Bein über den Partner legt, erreicht sie die Klitoris besser.

Berührungstechnik

Um die Intimität zu steigern, greift sie hinter seinen Kopf, kitzelt und streichelt seinen Hals mit den Fingerspitzen und Nägeln und fährt mit den Fingern durch sein Haar.

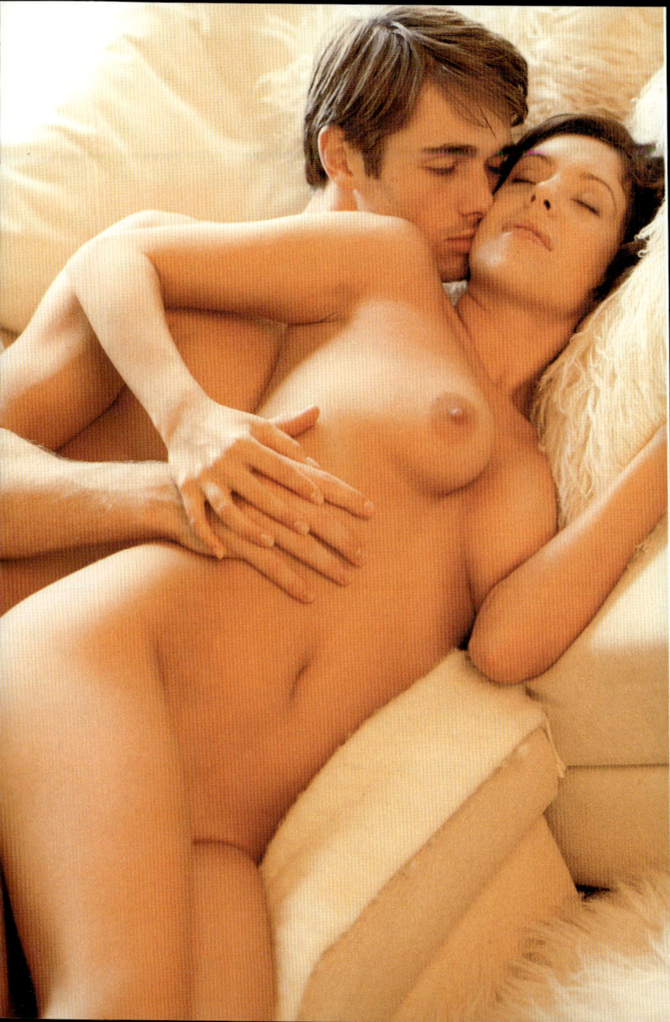

heißer

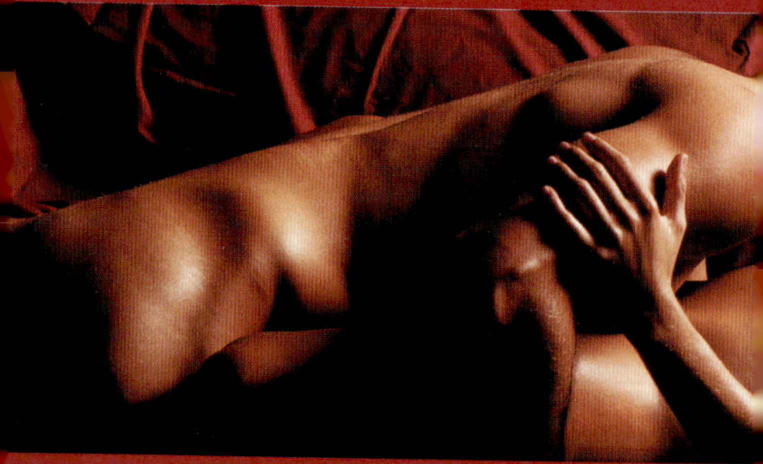

erregen • lecken • stimulieren • spielen • entzücken

heißer

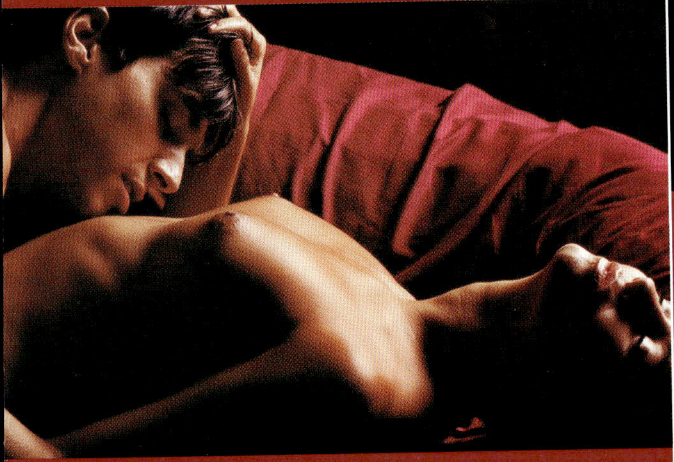

• beherrschen

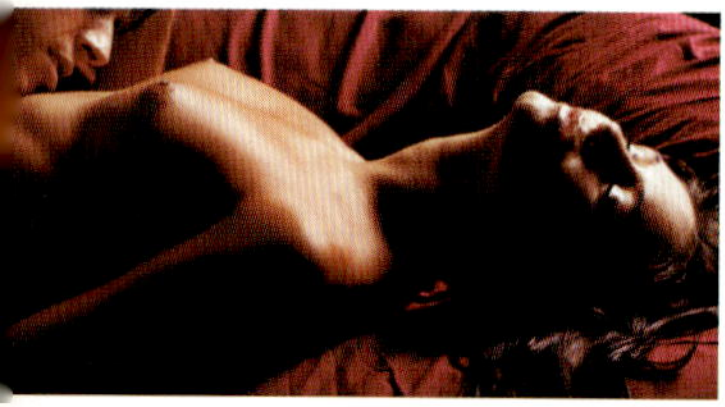

heiß

Jetzt sind Sie richtig aufgewärmt, und es ist Zeit, die Temperatur ein wenig zu steigern. In Teil 1 – Heiß – haben Sie gelernt, offener über Berührungen zu reden und einander ungehemmter zu streicheln. Jetzt sollten Sie erforschen, was Ihren Partner wirklich heiß macht. Legen Sie alle Hemmungen ab, und tauchen Sie viel tiefer in die Lustzonen des Partners ein.

Hände sind ein hochwirksames und erotisches Massageinstrument. Lernen Sie nun auch, Ihren Partner er

ohne Hände, nur mit den Genitalien, sinnlich zu berühren und auf den höchsten Gipfel der Lust zu befördern. Probieren Sie ein paar unglaubliche G-Punkt-Techniken aus, und werden Sie mit Stellungen, die vom *Kamasutra* inspiriert sind, abenteuerlustiger.

Aber auch wenn Sie einmal allein sind, können einige außergewöhnliche Berührungen Sie heiß machen.

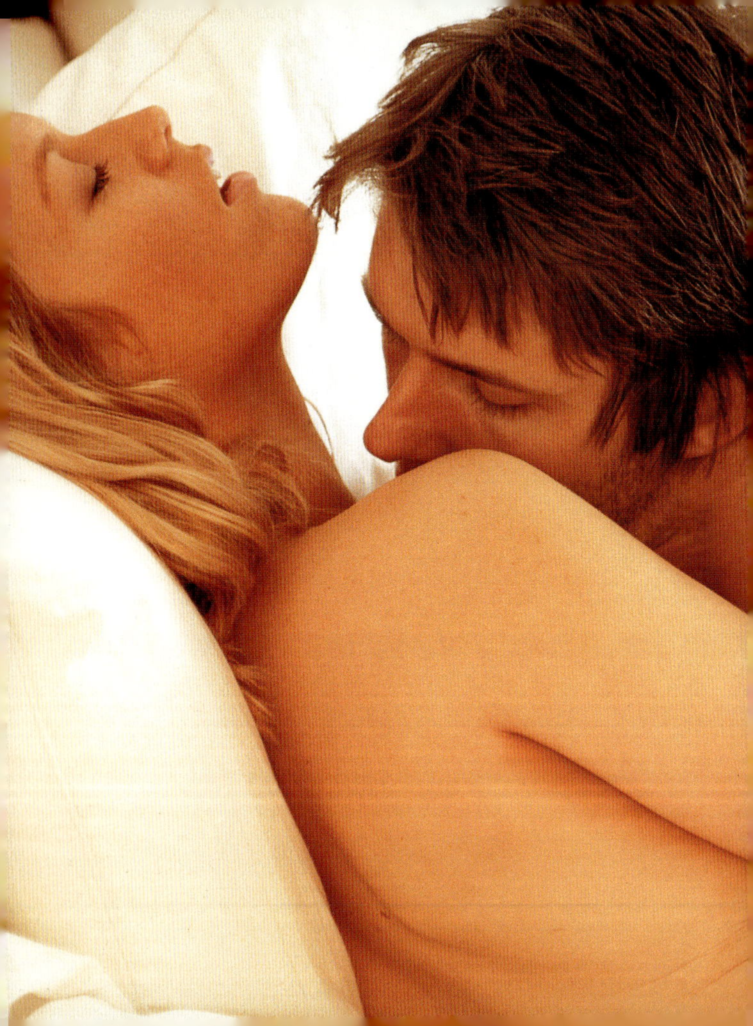

Neu entdecken

Manche Paare haben jahrelang Sex, ohne zu wissen, dass sie sich beispielsweise am liebsten in der 69er-Stellung oral befriedigen lassen oder dass er es genießt, wenn sie seinen Penis langsam und sanft streichelt.

Fragen stellen

Fragen Sie Ihren Partner, zu welcher Tageszeit ihm Sex am meisten Spaß macht. Falls er morgens keine Lust hat, bleibt ein erotischer Weckruf wirkungslos. Fragen Sie die Partnerin, wo und wie sie an der Klitoris berührt werden möchte. Fragen Sie den Partner, wo und wie er am Penis berührt werden möchte. Masturbieren Sie, um einander zu zeigen, welche der anderen Techniken Ihnen gefallen. Fragen Sie, welche Stellung der Partner einnehmen möchte, wenn Sie ihn berühren. Manche finden eine Genitalmassage im Stehen aufregend, andere legen sich gerne entspannt hin.

Der erotische Po

Sie können eine Flut von Empfindungen auslösen, wenn Sie den Po Ihrer Partnerin berühren. Federleichtes Streicheln kann einen prickelnden Schauder hervorrufen; ein fester Griff entspannt und lockert auch das tiefe Gewebe.

Köstliche Po-Massage

Streichen Sie behutsam mit den Fingernägeln über die Pobacken der Partnerin. Verreiben Sie dann Öl auf der Haut und massieren Sie die großen Muskeln kräftig (*siehe Seite 21*). Männer knabbern gerne sanft am Po. Frauen sollten die Brüste mit Öl einreiben und dann an den Beinen des Partners nach oben rutschen und quer über seinen Po gleiten. Manche genießen auch Klapse auf den Po (*siehe Seite 132*).

Streichen Sie mit eingeölten Fingern sanft um den After herum. Wenn es der Partnerin Spaß macht, steigern Sie den Druck, bis Sie die Öffnung massieren. Berühren Sie danach aber nie die Vagina.

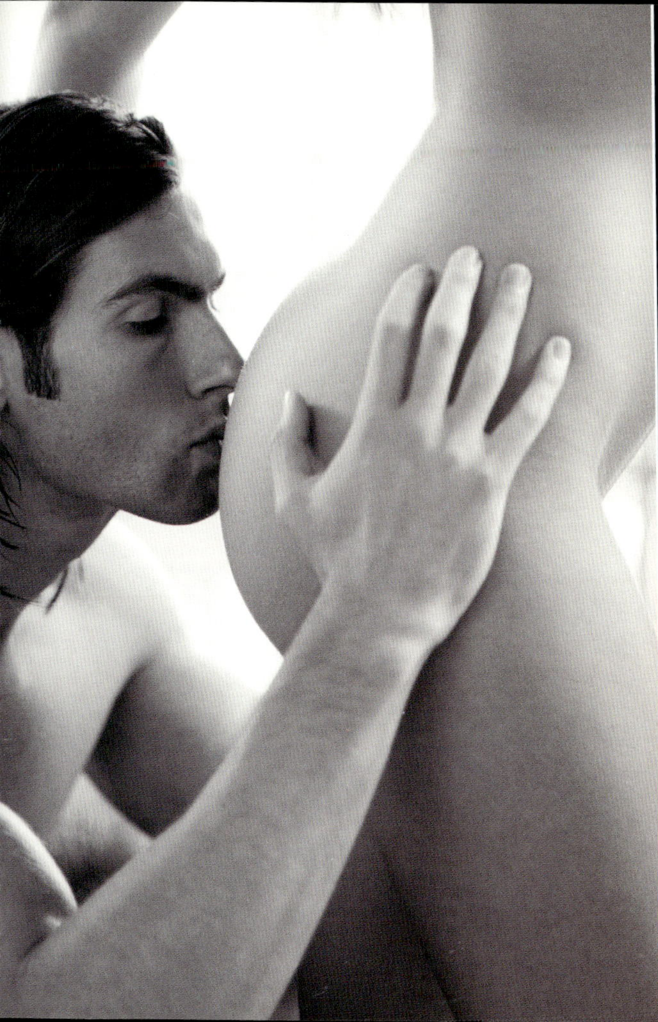

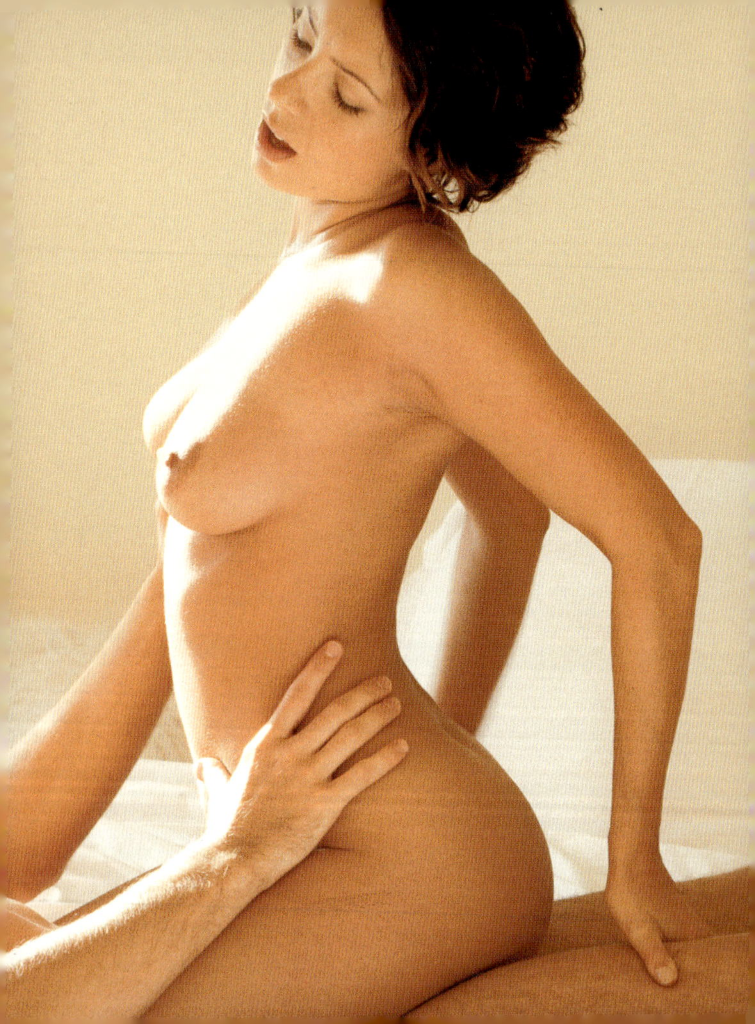

Die sinnliche Vagina

Es ist unvergleichlich sexy und erotisch, von Vulva und Vagina massiert zu werden. Das ist auch deshalb unwiderstehlich, weil die Frau dabei alles im Griff hat.

Partnermassage

Kauern Sie auf allen Vieren so über Ihrem Partner, dass Ihre Vulva auf seinem Bauch liegt. Bewegen Sie nun die Hüften langsam und wellenförmig, so dass Ihre Genitalien ihn streicheln. Schieben Sie sich allmählich an seinem Körper nach oben, dann langsam zurück. Dabei gleiten Ihre Genitalien über seine Haut.

Senken Sie sich auf seinen Penis. Sitzen Sie einige Sekunden still. Kontrahieren Sie die Scheidenmuskeln und entspannen Sie sie dann. Danach ziehen Sie die kontrahierte Vagina an seinem Penis nach oben, als wollten Sie ihn melken. An der Spitze lockern Sie den Griff und lassen sich zurücksinken.

Der verspielte Penis

Verzichten Sie auf eine Ejakulation, wenn Sie das nächste Mal Sex haben, und benutzen Sie stattdessen den Penis, um Ihre Partnerin innen und außen zu massieren.

Eine spezielle Massage

Machen Sie Ihren erigierten Penis mit Gleitcreme glitschig. Halten Sie ihn mit einer Hand fest, stützen Sie sich mit der anderen ab, und reiben Sie mit der Eichel über die Vulva. Danach massieren Sie die Klitoris mit der Eichel, sowohl mit schnellen, leichten Bewegungen nach vorne und hinten als auch langsam und kreisförmig.

Wenn Ihre Partnerin richtig heiß ist, dringen Sie mit winzigen Stößen ein klein wenig in sie ein. Machen Sie weiter, bis Sie oder die Partnerin es nicht mehr aushalten, und dringen Sie dann ganz ein.

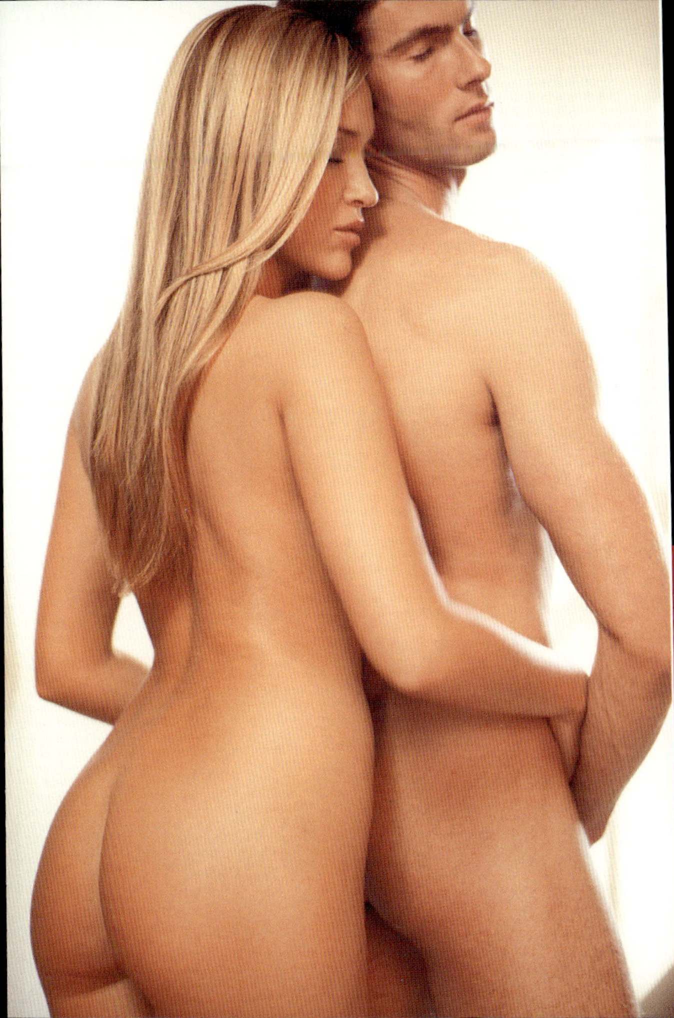

heißer

Toll, wie du mich

Erotische Berührungen können langsam und sinnlich oder schnell und heftig sein, je nach Stimmung. Finden Sie heraus, wie der Partner berührt werden möchte, welchen Druck und welches Tempo er an seinen erogenen Zonen mag. Vielleicht möchte er, dass Sie seinen Penis langsam und sanft streicheln. Fragen Sie ihn, ob und wann Sie schneller

und überall

berührst ...

und kräftiger massieren sollen. Wenn die Partnerin Lust auf eine G-Punkt-Massage hat, fragen Sie, wie stark Sie drücken sollen und ob sie stetigen oder wechselnden Druck vorzieht. Beschreiben Sie die gewünschte Intensität mit Zahlen. Eins entspricht zartem Streicheln, fünf einem starken Druck, der das tiefere Gewebe erreicht.

streichelst

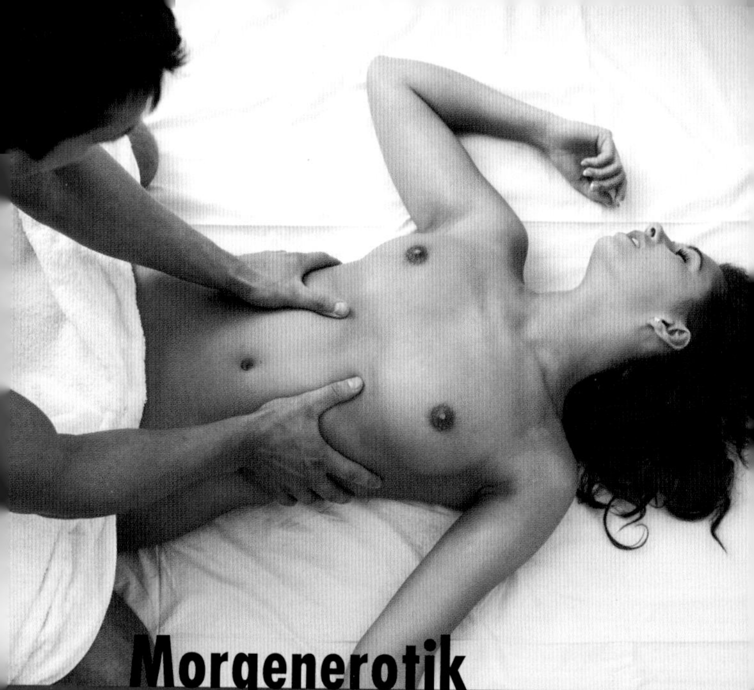

Morgenerotik

Mit dieser erotischen Massage können Sie Ihre Partnerin langsam wecken und erregen. Lassen Sie die Handflächen über ihren ganzen Körper gleiten und spielen Sie sanft mit Ihren Brüsten und Genitalien. Knien Sie dann mit gespreizten Beinen über der Partnerin. Nun legen Sie die eingeölten

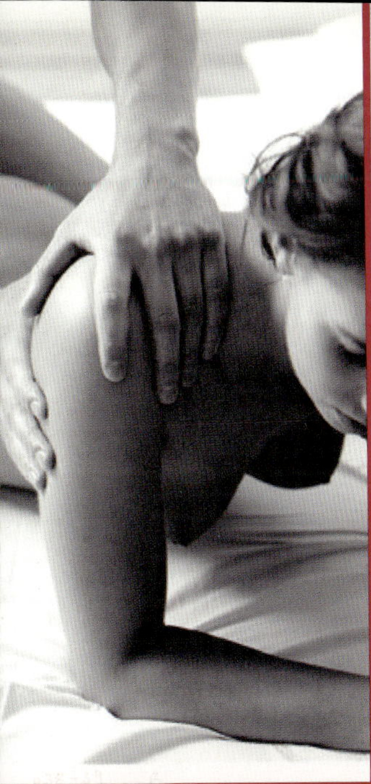

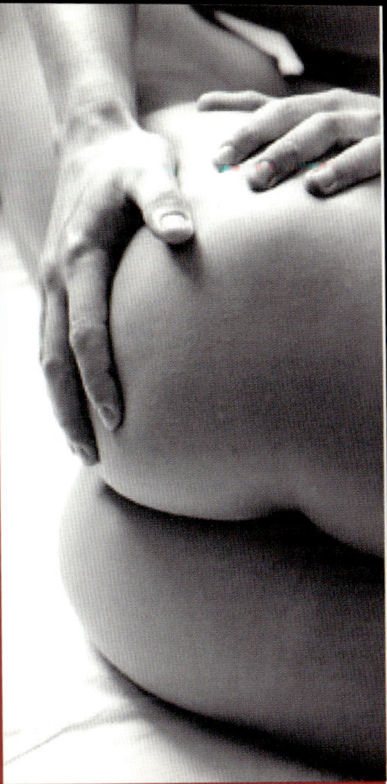

Hände auf ihren Bauch und lassen sie behutsam hinauf zur Brust und an den Seiten zurückgleiten. Bitten Sie Ihre Partnerin, sich umzudrehen, und streichen Sie dann mit fließenden Bewegungen über ihren Rücken. Sobald sie ganz wach ist, liegt es an Ihnen beiden, wie es weitergeht.

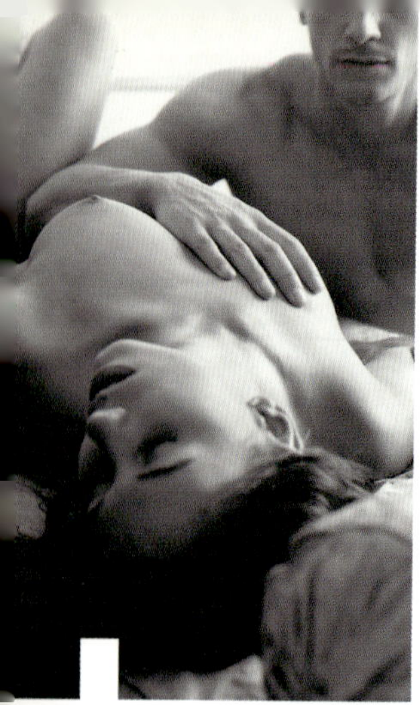
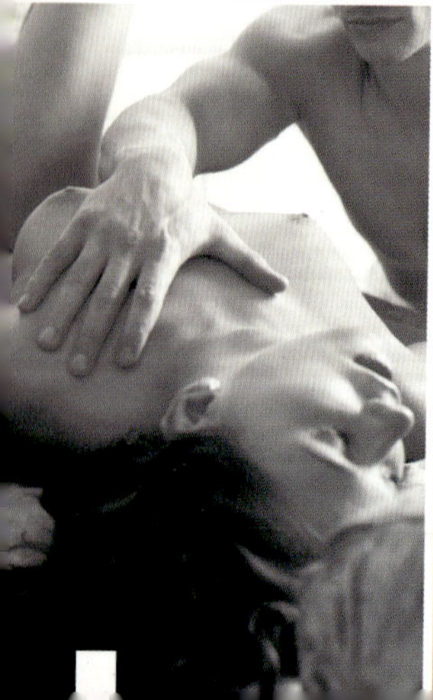
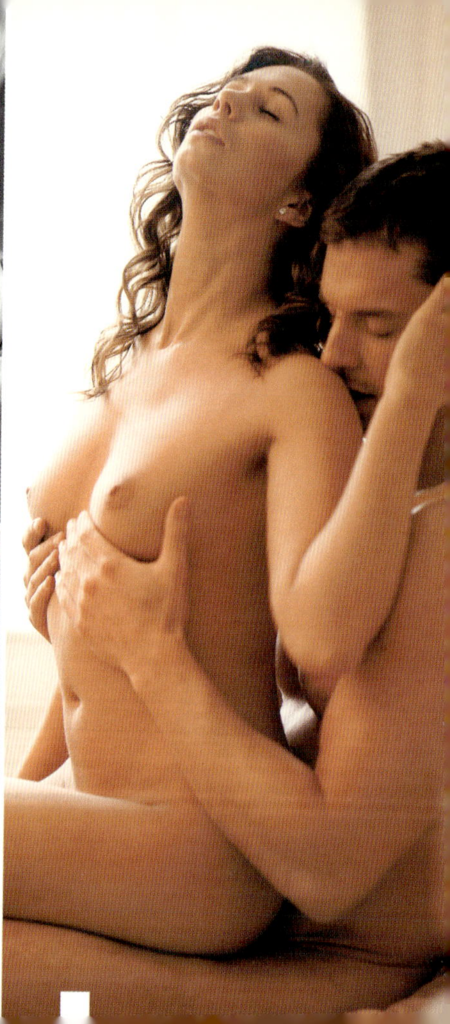

Erotische Brustmassage

Eine sinnliche Brustmassage versetzt viele Frauen unfehlbar in höchste Erregung – und bringt manche sogar zum Orgasmus. Wichtig ist, dass Sie nichts überstürzen.

1 Ölen Sie die Hände ein, setzen oder knien Sie sich neben die Partnerin, und legen Sie die Hände auf ihre Brüste. Verharren Sie einige Augenblicke so, damit Sie beide die Berührung genießen können.

2 Umkreisen Sie nun die Brüste langsam und sanft eine oder zwei Minuten lang im Uhrzeigersinn, dann in die andere Richtung.

3 Legen Sie die Hände unter die Brüste und streicheln Sie behutsam die Seiten der Brüste mit den Daumen. Schieben Sie die Handflächen diagonal von der Seite des unteren Brustkorbs zur gegenüberliegenden Schulter. Dabei bleiben die Hände flach und die Finger zeigen zum Ziel. Streicheln Sie jede Brust abwechselnd auf diese Weise. Streichen Sie dann sanft und verspielt mit den Fingerspitzen über die Brustwarzen.

Ölige Rutschpartie

Diese unglaublich intime und lustvolle Massage macht Ihren Sex erotischer. Verwenden Sie reichlich Öl, damit Sie *richtig* glitschig werden!

Glitschiges Vergnügen

Schützen Sie das Bett oder den Boden mit Handtüchern oder einem Plastiktuch. Reiben Sie einander mit Öl ein – jeden Quadratzentimeter. Legen Sie sich auf den Boden, rutschen und gleiten Sie übereinander. Denken Sie nicht daran, was Sie tun – bewegen Sie sich einfach nach Lust und Laune, so dass Sie mal auf dem Partner, mal unter oder neben ihm liegen.

Legen Sie sich nun auf den Partner. Ihr ganzer Körper dient als Massagewerkzeug. Probieren sie aus, was Spaß macht. Sie können an den Füßen anfangen und sehr langsam nach oben rutschen. Oder Sie legen sich quer über den Partner und rutschen vor und zurück.

heißer

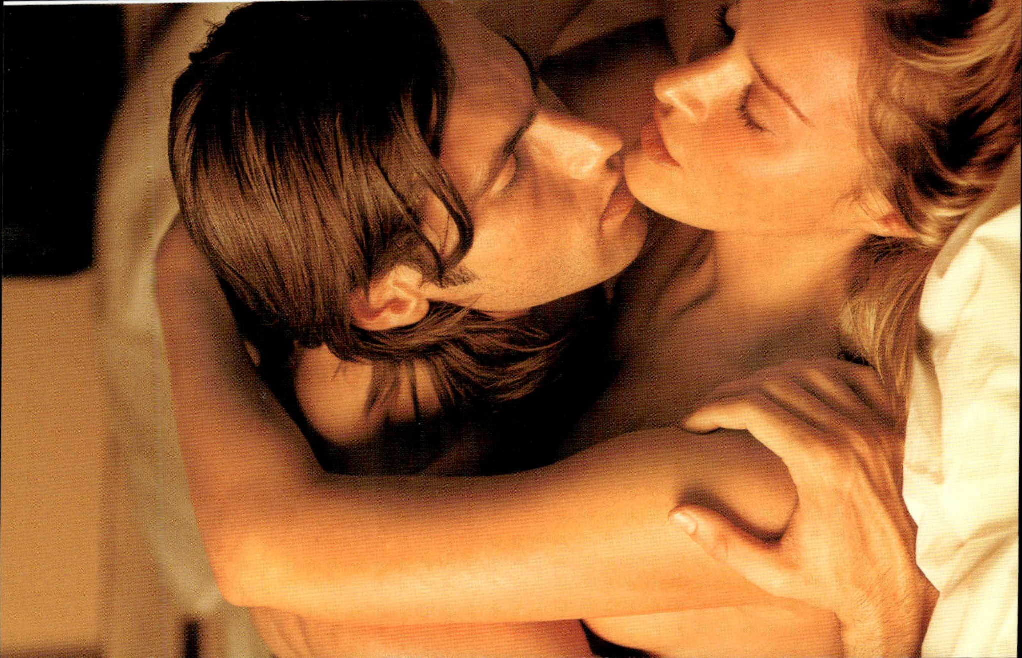

Massage für Eine(n)

Experimentieren Sie allein mit sinnlichen Berührungen. Erforschen Sie den ganzen Körper in Ihrem eigenen Tempo. Hier sind einige Tipps:

1. SCHRITT Sie liegen auf dem Rücken und atmen einige Male langsam und tief. Legen Sie eine Handfläche auf den Bauch und machen Sie langsame, weite Bewegungen im Uhrzeigersinn. Was spüren Sie in den Händen?

2. SCHRITT Lassen Sie die Knie nach einer Seite sinken. Die Schultern bleiben flach auf dem Boden, so dass Sie verdreht liegen. Massieren Sie den großen Gesäßmuskel mit der Hand, die Ihrem angehobenen Po am nächsten ist. Machen Sie den Mittel- und den Zeigefinger so steif wie möglich, und »gehen« Sie damit kreuz und quer über den Muskel. Drücken Sie recht kräftig auf.

3. SCHRITT Nun ziehen Sie die Knie an die Brust und umarmen sie. Machen Sie den Körper möglichst schwer. Stellen Sie sich vor, in den Boden zu sinken. Schließen Sie die Augen, und rollen Sie langsam von

einer Seite zur anderen, so dass der Boden die großen Rückenmuskeln massiert. Der Kopf rollt mit.

4. SCHRITT Legen Sie sich wieder flach hin. Lassen Sie die Fingerspitzen ganz sacht von der Brust über den Hals, den Kiefer und das Kinn wandern, bis sie die Lippen erreichen. Ziehen Sie die Lippen sanft nach.

5. SCHRITT Legen Sie die mittleren drei Finger auf den inneren Teil beider Augenbrauen oder etwas darüber. Ziehen Sie die Hände auseinander, bis die Finger auf den Schläfen ruhen. Lassen Sie die Finger mehrere Male kräftig auf den Schläfen kreisen, und streichen Sie dann noch einmal über die Brauen. Abschließend kämmen Sie Ihr Haar mit allen Fingern.

6. SCHRITT Zum Schluss streichen Sie mit langen, fließenden Bewegungen über den ganzen Körper. Entspannen Sie sich, und lassen Sie die Hände von der Brust zu den Beinen gleiten, dann zu den Genitalien …

Enthülle mein

Nichts ist erregender, als gemeinsam neue Quellen der Lust zu entdecken. Experimentieren Sie mit Sexspielzeug, probieren Sie neue Stellungen und Berührungen aus. Wenn Ihr Partner schüchtern ist, kann auch das erregend sein, und wenn Sie ihm helfen, lockerer zu werden, ist das für Sie beide lohnend und sexuell befriedigend. Legen Sie

und

Verlangen ...

sich nackt nebeneinander und erforschen Sie Ihre Körper. Sagen Sie Ihrem Partner, was Sie gerne tun würden. Um das Spiel zu würzen, können Sie in die Rolle des Lehrers und der Schülerin schlüpfen. Der Lehrer erteilt Ihnen eine »Lektion« und gibt Ihnen Noten und Sie müssen ihm gehorchen ...

entfessle es

heißer

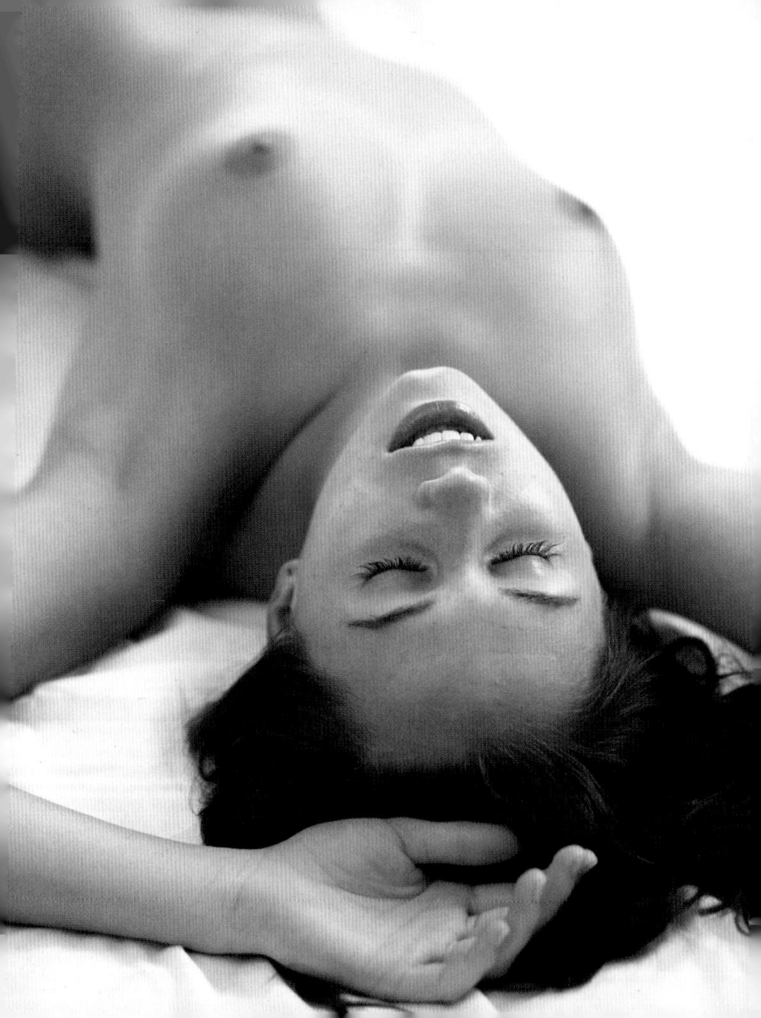

Ihr G-Punkt

Der G-Punkt liegt an der vorderen Scheidenwand und schwillt bei sexueller Erregung an. Erforschen Sie diese Stelle, wenn die Partnerin sehr erregt ist. Dies ist das Geheimnis einer guten G-Punkt-Massage.

Fingertechniken

Schieben Sie den Zeigefinger und den Mittelfinger behutsam in die Vagina und streichen Sie über die vordere Wand. Wenn Sie einen Knoten, Grat oder Vorsprung spüren, beugen Sie die Finger wie bei der »Komm-her«-Geste und streicheln den Punkt sanft. Erhöhen Sie den Druck allmählich, und fragen Sie die Partnerin, wie es sich anfühlt.

Manche Frauen haben das Gefühl, urinieren zu müssen; aber das vergeht schnell. Das Streicheln der Klitoris oder Druck auf den Unterbauch können die Lust steigern, sofern die Partnerin zustimmt.

Sein G-Punkt

Der männliche G-Punkt liegt auf der Prostata. Sie können diese Drüse nicht berühren, aber Sie können sie »aus der Ferne« durch den Damm oder die Mastdarmwand massieren.

Verborgene Lust

Packen Sie den Penis mit der linken Hand, und massieren Sie den Damm mit der rechten. Drücken Sie ziemlich tief mit den Fingerspitzen, und fragen Sie den Partner, ob Sie die richtige Stelle gefunden haben. Wenn ja, ziehen Sie tiefe Kreise mit den Fingern. Manchmal wird dieser Punkt »äußere Prostata« genannt. Versuchen Sie, die Muskeln unter der Haut zu bewegen.

Stimulieren Sie nun den G-Punkt durch den Mastdarm. Schieben Sie einen gut eingeölten Finger in den After, beugen Sie ihn wie bei der »Komm-her«-Geste, und massieren Sie die vordere Wand.

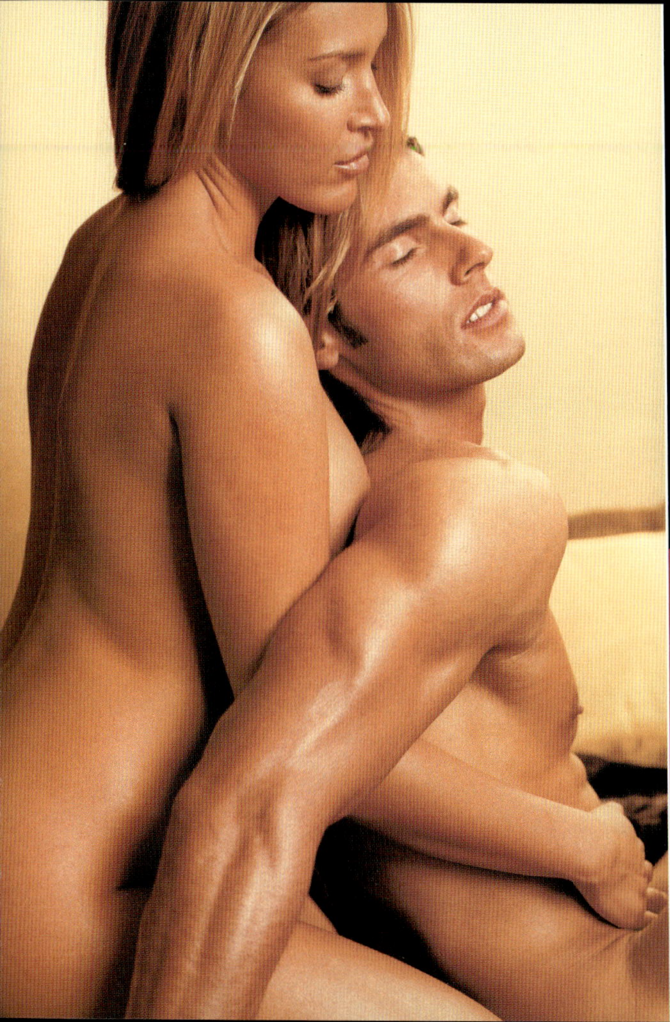

heißer

Geheime Lustzonen

Der ganze Körper kann eine erogene Zone sein, aber einige heiße Stellen, etwa die Innen- und Außenseiten der Oberschenkel, lösen besondere Lustgefühle aus, wenn man sie streichelt.

Eine Entdeckungsreise

Es ist unglaublich sinnlich, die Innenseite der Schenkel zu streicheln. Stellen Sie sich vor einen Spiegel, oder setzen Sie sich und legen die Fußsohlen aneinander. Lassen Sie die Hände langsam und sanft über die Innenseite der Schenkel gleiten. Wenn Sie oben ankommen, folgen die Fingerspitzen der Lendengrube und streichen über die Hüften.

Streicheln Sie nun behutsam die Außenseiten der Schenkel. Verringern Sie bei diesen kreisförmigen Bewegungen allmählich den Druck, bis die Hände die Haut kaum noch berühren. Wenn Sie wollen, streichen Sie dann über die Innenseiten zu den Genitalien.

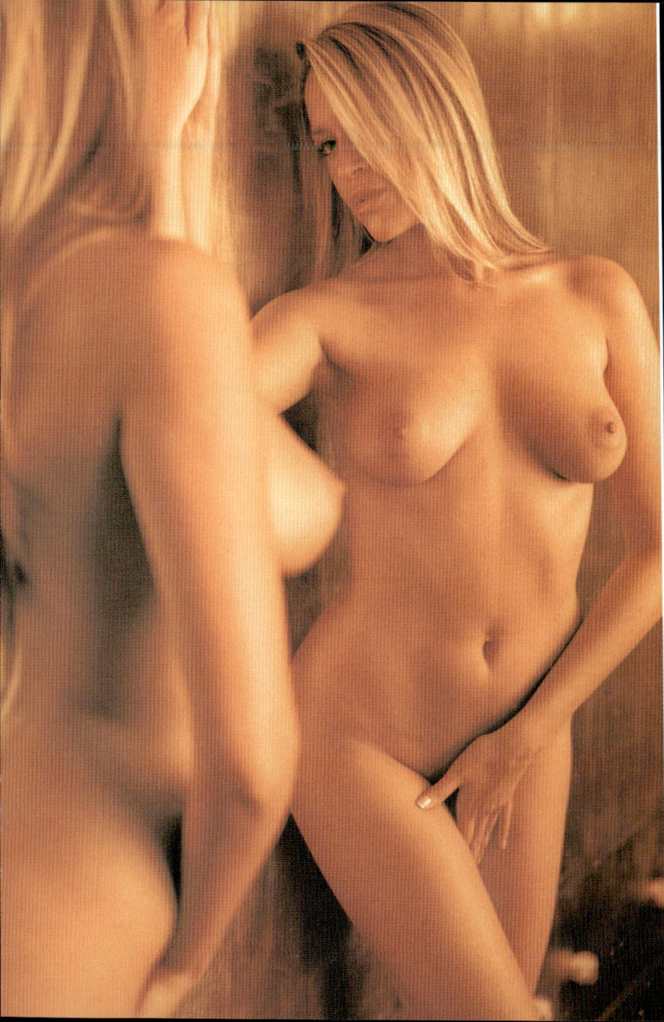

heißer

Fessle mich,

Die meisten Menschen haben sexuelle Fantasien, behalten sie aber oft für sich. Würzen Sie Ihr Liebesspiel, indem Sie Ihre tiefsten Sehnsüchte miteinander teilen. Seien Sie ehrlich und akzeptieren Sie es, wenn der Partner Ihre Wünsche nicht erfüllen will. Es ist dennoch vorteilhaft, wenn Sie offen reden und bereit sind, ein wenig zu

und genieße

necke mich …

experimentieren. Hier sind einige häufige Fantasien: in der Öffentlichkeit (zum Beispiel unter einem Tisch im Restaurant) heimlich berührt zu werden; gefesselt und geneckt zu werden; Sexspielzeug oder eine neue Genitalmassage auszuprobieren; von zwei Partnern gleichzeitig verwöhnt zu werden.

deine Fantasien

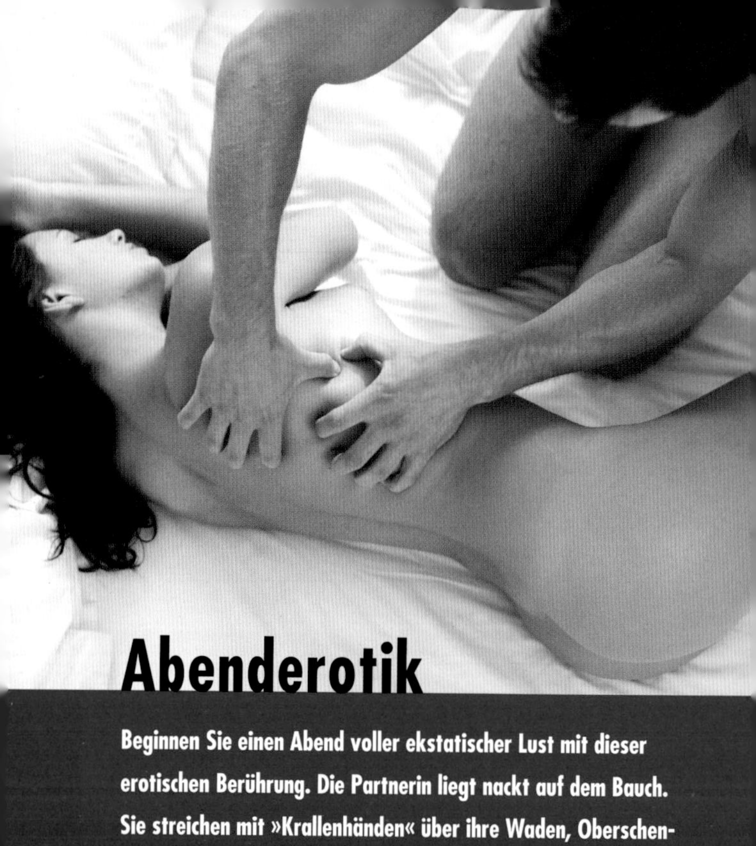

Abenderotik

Beginnen Sie einen Abend voller ekstatischer Lust mit dieser erotischen Berührung. Die Partnerin liegt nackt auf dem Bauch. Sie streichen mit »Krallenhänden« über ihre Waden, Oberschenkel und Pobacken. Fragen Sie die Partnerin, wie leicht oder stark sie berührt werden möchte. Machen Sie auf dem Rücken, den

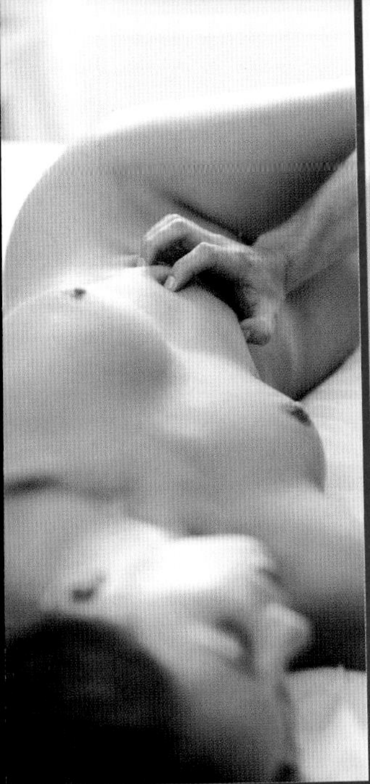

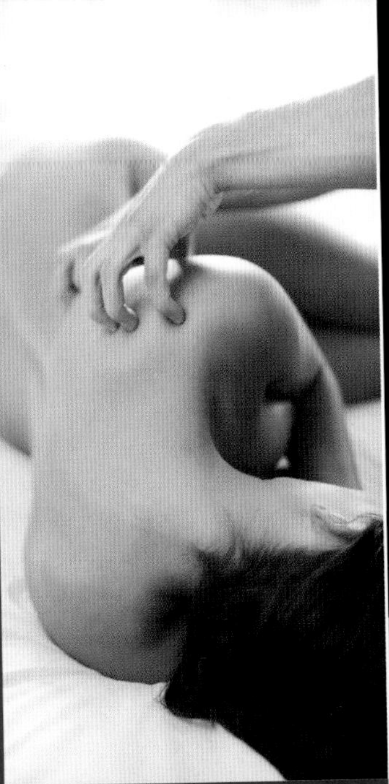

Schultern und den Armen weiter. Wenn sie entspannt ist und ihre Sensitivität zugenommen hat, dreht sie sich auf den Rücken. Streichen Sie nun mit Ihren »Krallen« leicht über ihren Bauch und nähern Sie sich verführerisch den Genitalien. Bitten Sie die Partnerin, die Beine zu spreizen, und setzen Sie die Reise fort ...

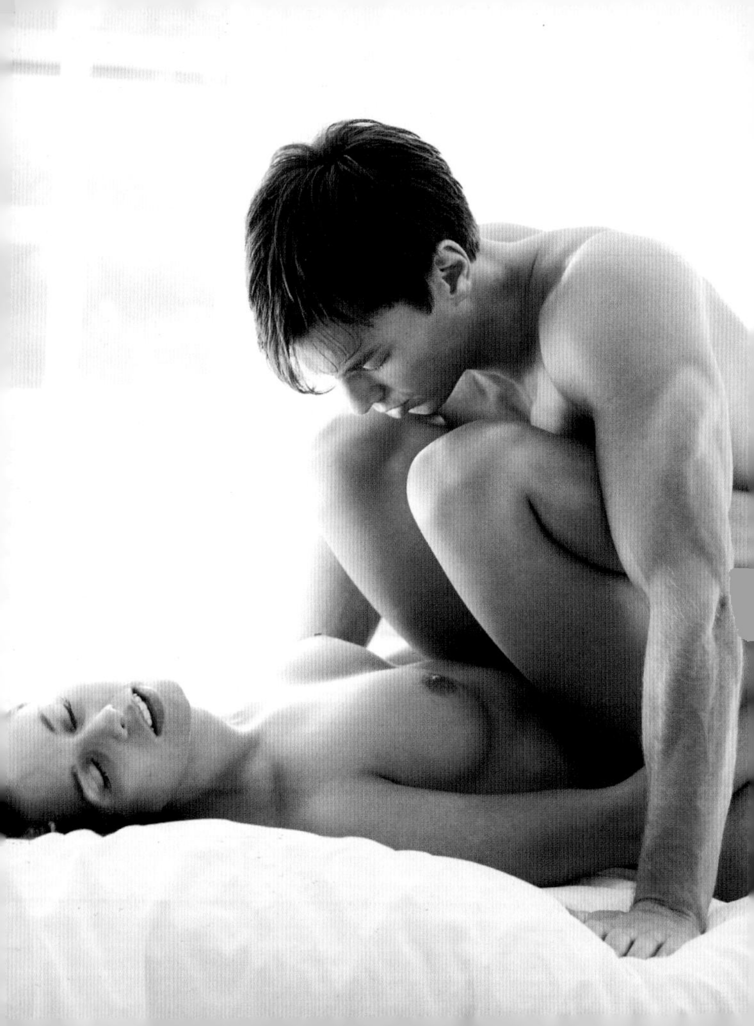

Kniepresse

In dieser Stellung kann er tief eindringen, weil sie die Knie eng an die Brust drückt. Je stärker ihre Erregung ist, desto besser kann sie den Penis aufnehmen, weil der obere Teil der Vagina sich dehnt und die Gebärmutter sich hebt. Dies ist ein herrliches, langsames, sinnliches Liebesspiel, weil er kniet und sanft stößt. In dieser halb aufrechten und visuell anregenden Stellung genießt er seine Dominanz. Für erotische Berührungen und intimen Blickkontakt ist reichlich Gelegenheit.

Berührungstechnik

Er dringt ein, hält ganz still und streichelt ihr Gesicht, ihren Hals und ihre Schultern sanft mit einer Fingerspitze. Er kann auch mit den Brüsten und Brustwarzen spielen und sie massieren.

Gähnstellung

Sie liegt auf dem Rücken und hebt die Beine an, bis sie mit dem Körper einen rechten Winkel bilden. Er dringt kniend ein und sie legt die Beine an seine Brust. Diese Stellung verbindet Intimität und Distanz auf erregende Weise. Die Partner können einander in die Augen schauen, aber nicht küssen. Wenn beide ein tiefes Eindringen mögen und sie beweglich genug ist, kann sie die Knie an ihre Schultern führen und die Füße über seine Schultern oder flach an seine Brust legen. Da der Penis tief eindringt, sollte der Partner anfangs sanft stoßen.

Berührungstechnik

Sie »geht« mit dem Zeigefinger und dem Mittelfinger auf den großen Muskeln seiner Oberschenkel und Pobacken nach oben und drückt dabei recht fest. An der Taille kehrt sie um und geht zurück.

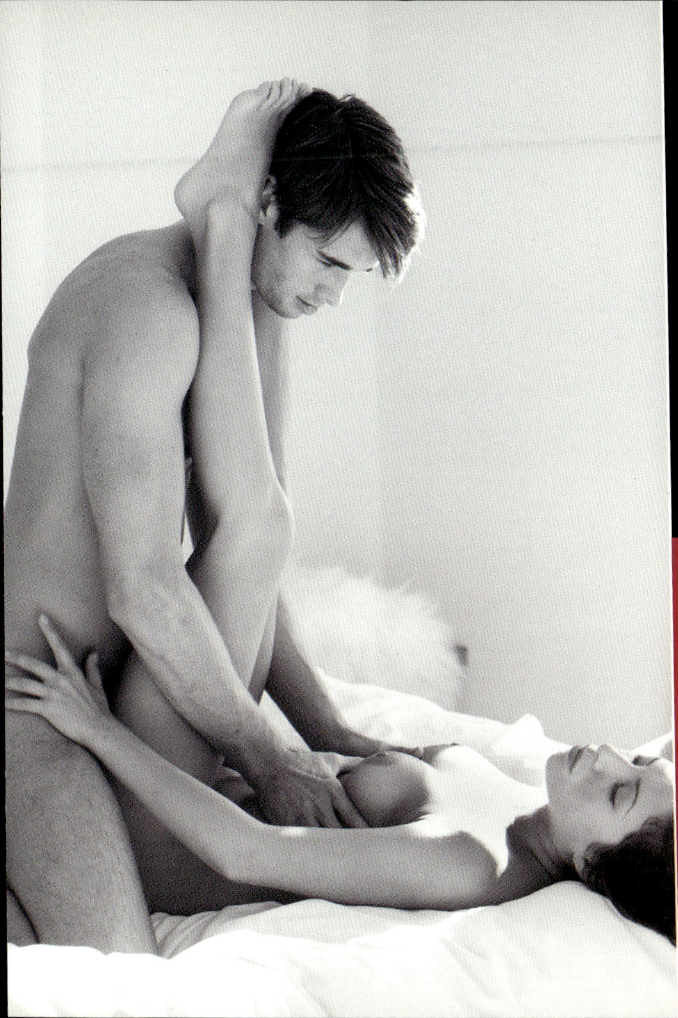

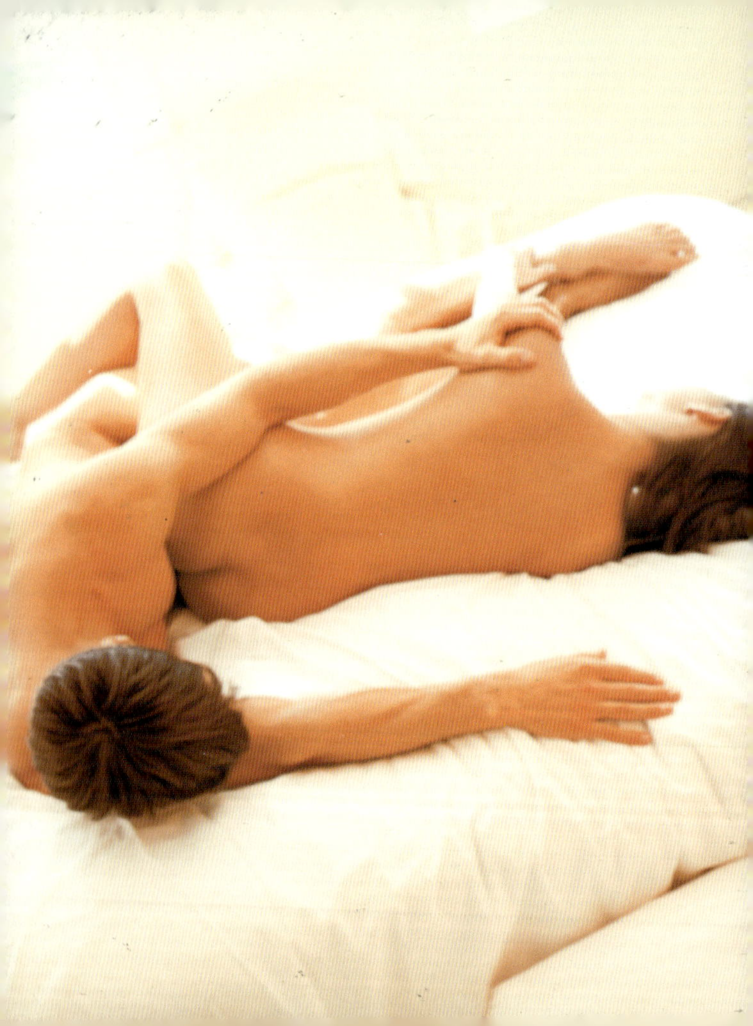

Den Bogen spannen

Wenn er gerne von hinten eindringt, ist dies eine großartige Variante der Hündchen- oder Löffelstellung. Beide Partner liegen auf der Seite (er hinter ihr), und sie nimmt seinen Körper zwischen die Beine. Sie beugt sich vor und greift nach seinen Waden oder Füßen. Er dringt ein und legt die Hände auf ihre Schultern. Er kann zwar nicht kräftig stoßen, aber beide können still liegen und die Vereinigung genießen. Sie kann ihre Klitoris streicheln und ihn stimulieren, indem sie mit den Scheidenmuskeln seinen Penis packt.

Berührungstechnik

Sie hält seine Füße in den Händen und drückt die Finger tief in die Sohlen. Sie kann die Finger auch zwischen seinen Zehen hin und her schieben.

Lap-dance

Dies ist eine großartige Stellung für spontanen, leidenschaftlichen Sex. Sie steuert fast alle Bewegungen und kommt daher leicht zum Orgasmus. Sie kann auf seinem Penis reiten und, wenn sie noch mehr dominieren will, die Füße auf den Sitz des Stuhls legen und sich festhalten, indem sie die Hände in seinem Nacken verschränkt und sich auf und ab bewegt. Beide können die Oberschenkel einölen, so dass sie aneinander gleiten. Wenn er stark genug ist, kann er sogar aufstehen, während sie die Beine um seine Taille schlingt.

Berührungstechnik

Er massiert sie mit dem Mund, indem er über ihre Brustwarzen züngelt und eine Linie zwischen den Brüsten leckt. Dann kann er die Unterseite der Brüste sanft mit den Lippen berühren.

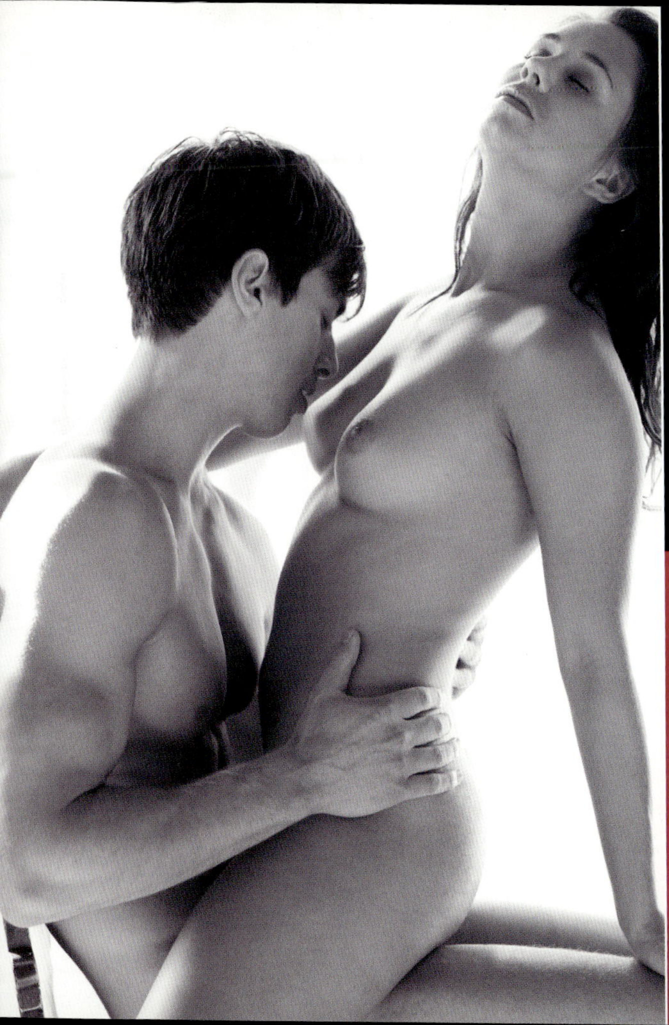

heißer

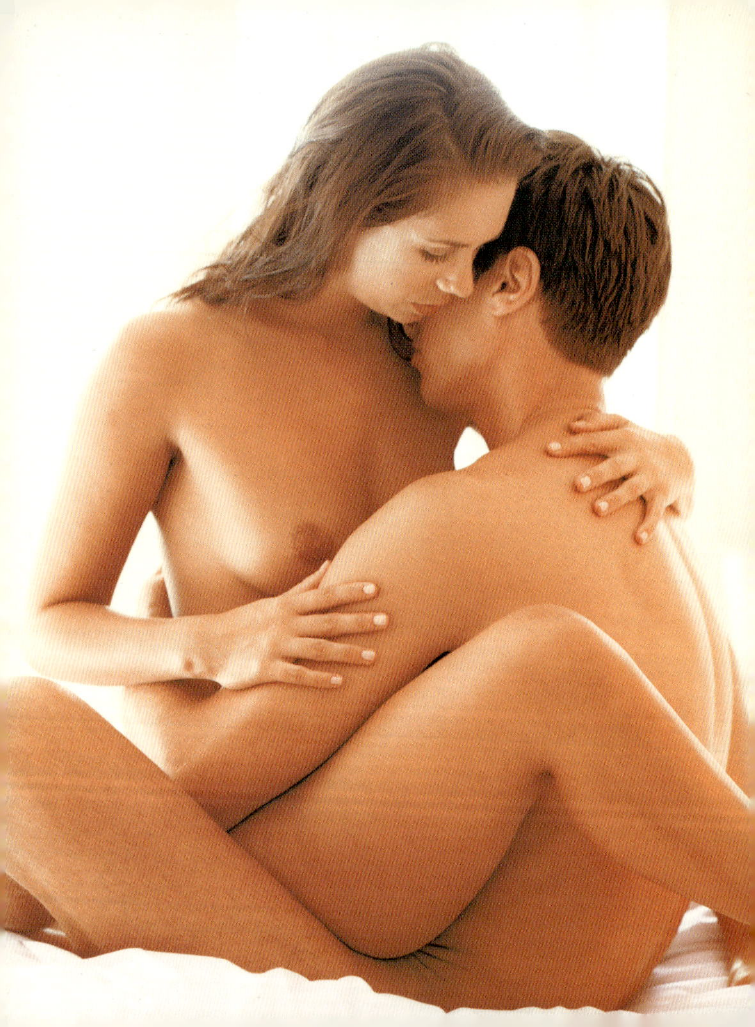

Gesicht an Gesicht

Dies ist eine der besten Stellungen, wenn die Partner Intimität und Nähe genießen wollen. Sie hält die Erregung aufrecht, ohne dass der Orgasmus unvermeidlich wäre. Er sitzt mit gekreuzten Beinen auf dem Bett, sie schlingt die Beine um ihn. So können sie die Stellung leicht wechseln – er oben oder sie oben. Wenn die Partner etwas Neues probieren wollen, halten sie einander an den Händen und lassen sich langsam nach hinten sinken, bis sie mit den Köpfen an verschiedenen Enden des Bettes liegen. Dann strecken sie die Beine und ziehen an den Händen.

Berührungstechniken

Sie zwickt, streichelt und kneift sein Ohrläppchen mit Daumen und Zeigefinger und kann mit den Fingern sanft durch sein Haar streichen und ihn gleichzeitig küssen und behutsam an seinen Lippen knabbern.

rotglü

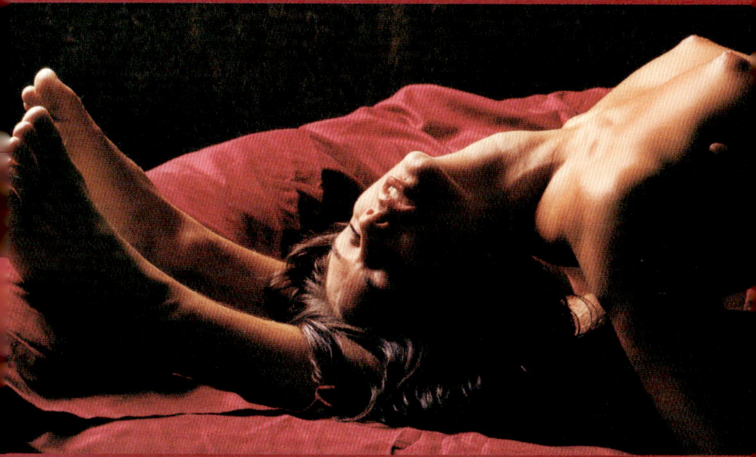

unanständig •

hend

rotglühend

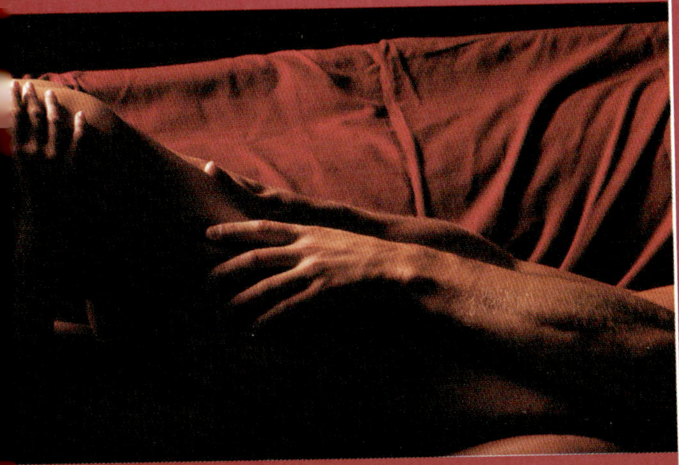

schlüpfrig • kühn • erotisch • abenteuerlustig

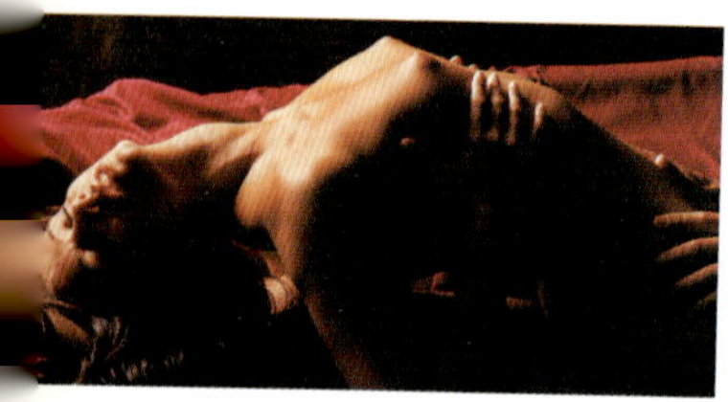

rotg

Sind Sie schon heiß genug? Sie haben Ihren Partner berührt, geneckt und auf die Folter gespannt. Jetzt fallen alle Hemmungen, wenn Sie frivol werden und rotglühende Techniken anwenden, die Ihrem Partner garantiert Lustschreie entlocken.

Aber es wird nur dann richtig heiß, wenn Sie mehr experimentieren. Sie können beispielsweise Sexspielzeug verwenden, um ganz neue Empfindungen auszulösen. Anstatt die Hände zu benutzen, um Ihrem lühend

Partner Lust zu bereiten, lernen Sie einige neue Tricks mit der Zunge, die ihn jedes Mal voll befriedigen werden. Auch tantrische genitale Berührungstechniken gehören dazu.

Werden Sie mit einigen exotischen und höchst aufregenden Stellungen abenteuerlustiger und verbannen Sie die Langeweile für immer aus dem Schlafzimmer. Beobachten Sie Ihren Partner von einem Logenplatz, und lernen Sie von ihm, wenn er sich selbst berührt.

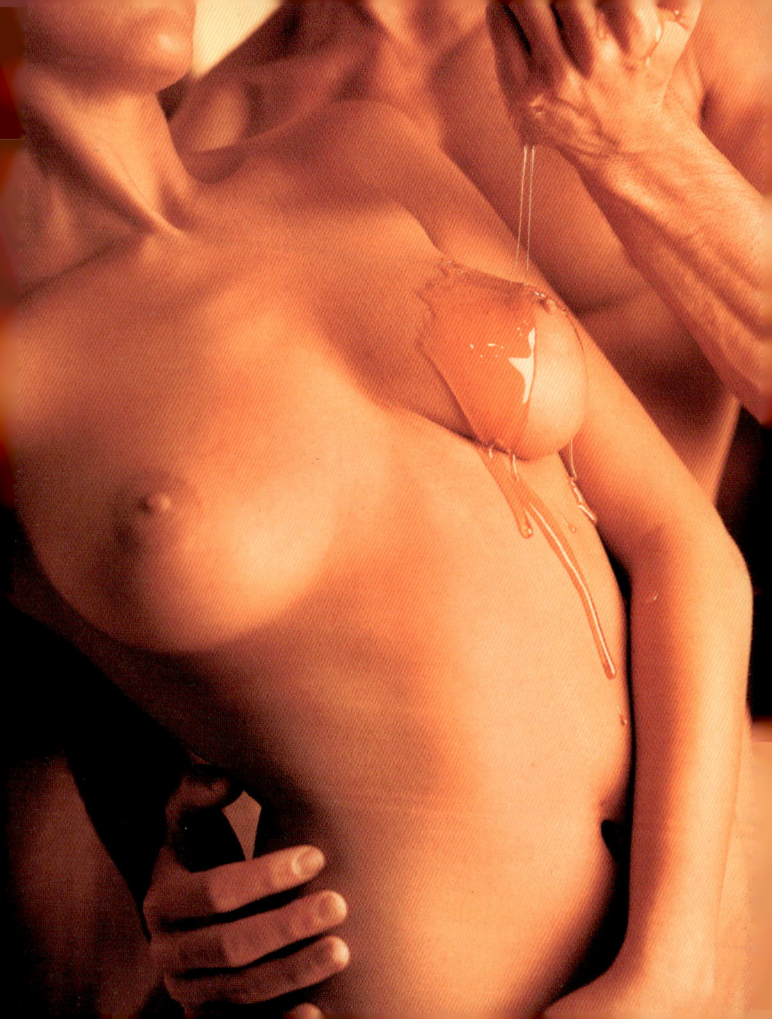

Gemeinsames Spiel

Die erotische Berührung wird noch lustvoller, wenn Sie ein paar Requisiten verwenden. Es ist leicht, Speisen und alltägliche Dinge auf ganz neue Weise zu benutzen und den Partner damit zu stimulieren und zu erregen.

Frivole Spielsachen

Lassen Sie Honig vom Schlüsselbein über die Brüste auf den Bauch rinnen, so dass er sich im Nabel sammelt und von dort auf die Genitalien tropft. Lecken Sie den Honig dann auf … Streichen Sie mit einem Eiswürfel langsam und kreisförmig um die Brutwarzen herum. Wenn sie hart sind, wärmen Sie sie mit den Lippen und der Zunge.

Die sachte flüchtige Berührung einer Feder löst köstliche Empfindungen auf der Haut aus. Ein Seidenschal erfüllt den gleichen Zweck und eignet sich auch zum Augenverbinden.

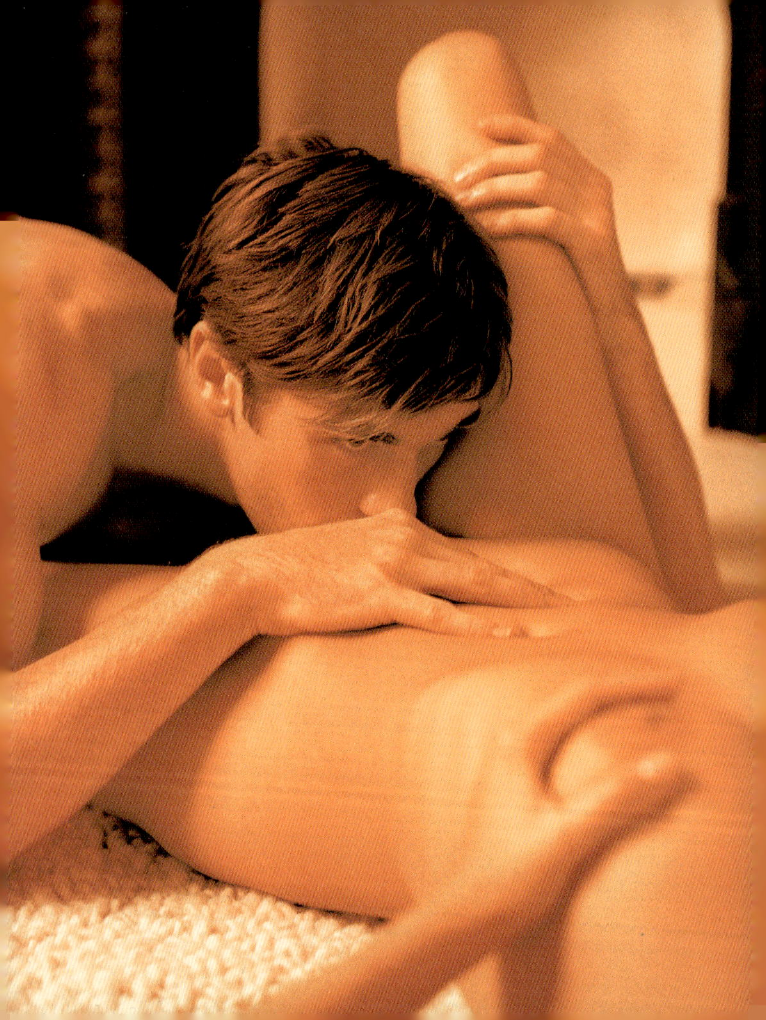

Orale Lust für sie

Oraler Sex muss sich nicht auf ein paar Minuten Vorspiel beschränken – Mundmassage kann auch ein köstliches Hauptgericht sein.

Zungentechniken

Zeichnen Sie mit der Zungenspitze Kreise nach links, dann nach rechts um die Klitoris herum. Versuchen Sie, die Klitoris nicht direkt zu stimulieren, sondern eher zu necken. Lecken Sie dann über die ganze Vulva, aber legen Sie am Scheideneingang eine Pause ein, und machen Sie kräftige, wirbelnde Bewegungen.

Um die Klitoris direkt zu stimulieren, legen Sie die Lippen um deren Spitze und saugen daran. Dann saugen Sie weiter, umkreisen aber die Umgebung der Klitoris langsam und kräftig mit dem flachen Teil der Zungenspitze. Züngeln Sie auch rasch über die Klitoris. Wenn die Erregung der Partnerin zunimmt, steigern Sie das Tempo und behalten einen gleichmäßigen Rhythmus bei.

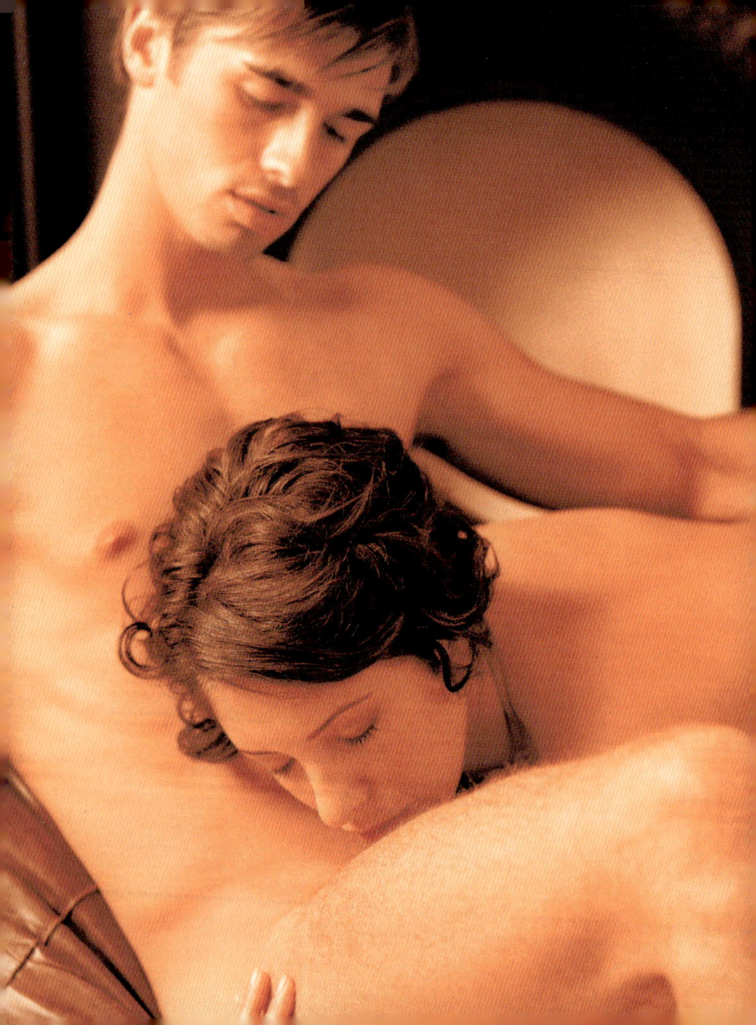

Orale Lust für ihn

Der Mund ist ein perfektes Massageinstrument: Er ist warm und weich, die Zunge kann viele verschiedene Empfindungen auslösen … und das Gleitmittel wird mitgeliefert.

Auf dem Gipfel der Lust

Wenn er eine kräftige Erektion hat, legen Sie den Penis an seinen Bauch und lecken die Unterseite des Gliedes, indem Sie den Kopf hin und her bewegen. Danach lassen Sie die Zungenspitze über das Bändchen schnellen.

Umkreisen Sie den Penis knapp unterhalb Ihrer Lippen mit Daumen und Zeigefinger. Die weichen Lippen und die härtere Hand wirken zusammen sehr stimulierend. Bewegen Sie beide »Ringe« gleichzeitig auf und ab. Dann macht der Mund allein weiter, während Daumen und Zeigefinger die Mitte des Gliedes drehen und streicheln.

Eins sein und

Die tantrische Berührung hebt die erotische Massage auf die nächste Stufe und stärkt das sinnliche und sexuelle Band zwischen Ihnen beiden.

Eines der wichtigsten Ziele des Tantra ist die Umleitung der sexuellen Energie – sie soll nicht durch einen Orgasmus vergeudet werden. Wenn Sie regelmäßig Tantra üben, lernen Sie, dass Sie nicht nur erotische Lust, sondern auch

des Tantra

die Freuden ...

erotische Energie spenden und empfangen können. Wenn Sie die Hände über die Haut des Partners halten, spüren Sie das Pulsieren und Prickeln der Energie, die durch Ihre Fingerspitzen fließt. Nutzen Sie diese Energie, um den Partner zu heilen, Spannungen zu lösen und mit ihm eine neue Ebene der Sinnlichkeit zu erreichen. Probieren Sie die Massagen auf den folgenden Seiten.

entdecken

Tantra für sie

Diese Massage lindert Muskelverspannungen in der Vagina und in ihrer Umgebung. Sie massieren Verspannungen fort, die sich vielleicht im Laufe von Jahren angesammelt haben.

Geweberinge

Stellen Sie sich vor, die Vagina Ihrer Partnerin besteht aus mehreren Geweberingen oder -bändern. Der Erste liegt gleich hinter dem Eingang, der Letzte am Gebärmutterhals. Massieren Sie jeden Ring langsam und kräftig.

Tantra-Massage wirkt auch am G-Punkt (*siehe Seite 83*). Wenn Sie ihn längere Zeit massieren, können Sie heftige Empfindungen auslösen. Verspannungen, die durch unbefriedigende oder enttäuschende sexuelle Erfahrungen ausgelöst wurden, können sich hier ansammeln. Die Massage kann daher ein starkes Gefühl des »Loslassens« und intensive sexuelle Lust auslösen.

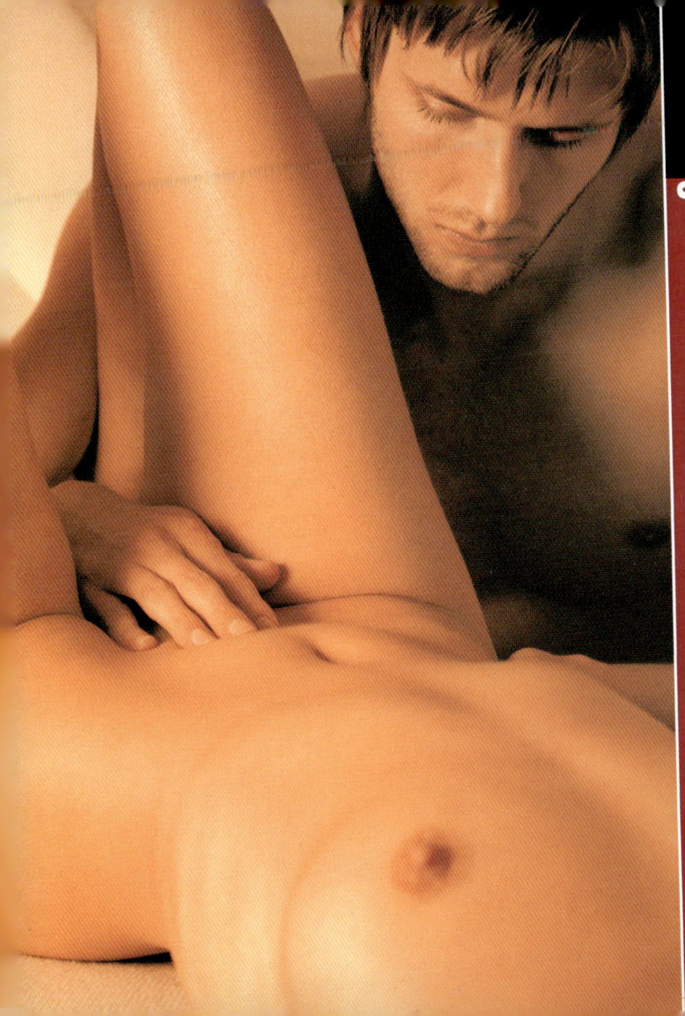

rotglühend

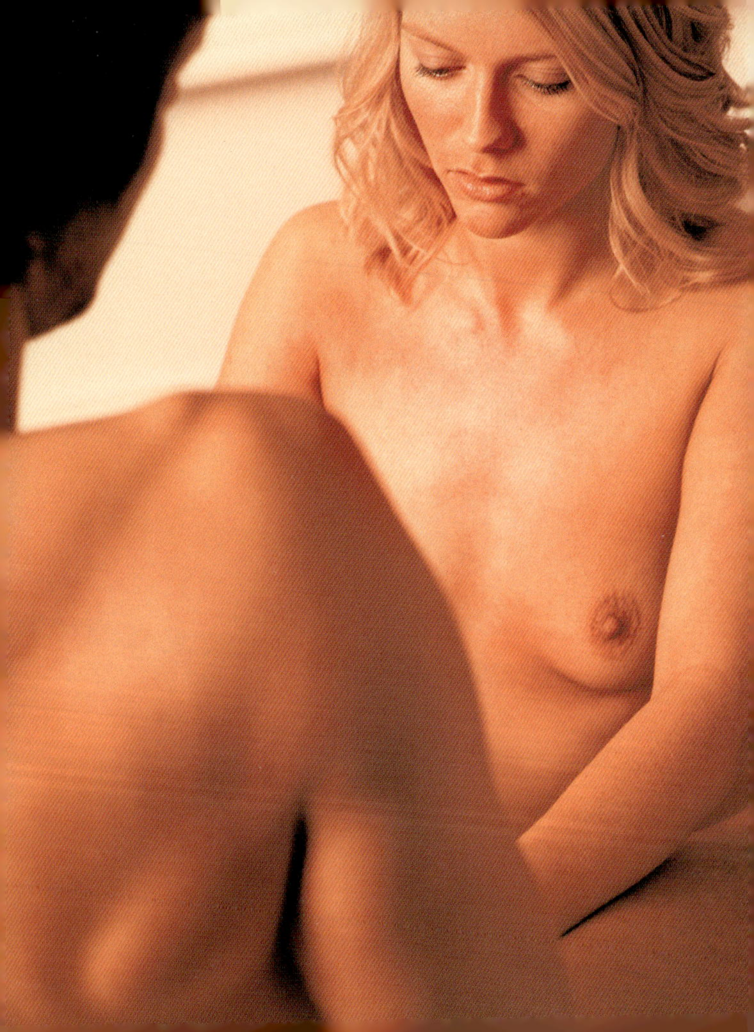

Tantra für ihn

Diese Massage entspannt und lockert die Muskeln am Penis und Skrotum. Sie macht das Glied sensitiver und steigert die sexuelle Lust. Lassen Sie sich vom Partner leiten.

Damm-Massage

Ölen Sie die Hände gut ein, und massieren Sie den Bereich zwischen Oberschenkel und Damm (dieser liegt zwischen After und Skrotum) langsam mit kreisförmigen Bewegungen. Wenn Sie eine verspannte Stelle spüren, halten Sie an und widmen sich ihr. Danach massieren Sie vom anderen Oberschenkel zum Damm.

Jetzt machen Sie am Damm weiter. Drücken Sie die Fingerspitzen hinein, und machen Sie kreisförmige Bewegungen, um verspannte Muskeln zu lockern. Danach massieren Sie die Muskeln an der Peniswurzel.

Rotglühende Massage für sie

Genitalmassage macht besonders süchtig, weil sie alle erogenen Zonen lange, langsam und direkt stimuliert.

1. SCHRITT Reiben Sie die Hände gut mit Massageöl ein und streichen Sie dann von vorne nach hinten über die Vulva. Eine Hand folgt der anderen, so dass der Kontakt nie abbricht. Die langen, langsamen und festen Bewegungen enden auf dem Schamhügel. Berühren Sie aus hygienischen Gründen nicht den After. Wiederholen Sie diese Massage einige Minuten lang.

2. SCHRITT Statt mit der Handfläche massieren Sie die Vulva jetzt mit der Fingerspitze. Lassen Sie den Finger an der rechten Seite der Vulva nach oben, über die Klitoriseichel und zurück gleiten. Gleiten Sie sehr langsam, und fragen Sie die Partnerin, ob Sie stärker drücken sollen. Die Fingerspitzen bewegen sich also zwei oder drei Minuten lang pausenlos U-förmig. Berühren Sie nicht die Klitoris oder ihre Vorhaut – lassen Sie die Partnerin warten …

3. SCHRITT Drücken Sie mit den Ballen des Zeige- und Mittelfingers auf den Schamhügel, knapp oberhalb der Klitorisvorhaut. Die Finger beschreiben Kreise und kommen der Klitoris immer näher. Bevor Sie die Klitoris erreichen, ziehen Sie die Finger weg und massieren nur noch mit einer Fingerspitze. Beschreiben Sie langsame Rechtskreise um die Klitoris herum. Massieren Sie ein paar Minuten, und ändern Sie Tempo und Druck, je nachdem, wie die Partnerin reagiert. Zum Schluss beschreiben Sie mit den Fingern Kreise auf der Klitoris oder auf der Vorhaut.

4. SCHRITT Schieben Sie einen oder mehrere gut eingeölte Finger in die Vagina (fragen Sie, was die Partnerin angenehm findet). Lassen Sie die Finger sanft hin und her gleiten, erforschen und streicheln Sie die Scheidenwände.

5. SCHRITT Experimentieren Sie nun mit einigen anderen Fingerbewegungen, und versuchen Sie, den Finger in die Vagina einzuführen und gleichzeitig die Klitoris zu stimulieren.

Rotglühende Massage für ihn

Mit der Zeit verlieren die gewohnten Berührungen ihren Reiz. Deshalb kann eine Penismassage, die er selbst nicht benutzt, äußerst erregend sein.

1. SCHRITT Legen Sie eine Hand mit gespreizten Fingern (sie zeigen zu den Füßen) auf den Penis und das Skrotum. Gießen Sie mit der anderen Hand Öl auf den Rücken der ersten Hand. Das Öl tropft zwischen den Fingern durch und macht seine Genitalien glitschig. So wird die Massage für Sie leichter und für ihn angenehmer. Streichen Sie nun langsam und fließend mit den Händen über Skrotum und Penis. Eine Hand folgt der anderen. Dadurch sollten Skrotum und Penis sanft in Richtung Kopf gezogen werden.

2. SCHRITT Nehmen Sie den Penis in die Hand und drücken Sie ihn sanft in der Faust. Benutzen Sie, wenn nötig, beide Hände – eine Faust über der anderen. Pumpen Sie rhythmisch und variieren Sie den Druck. Diese Massage imitiert den Druck der Scheidenmuskeln beim Sex.

3. SCHRITT Das Bändchen unten an der Eichel ist besonders empfindlich. Halten Sie den Penis mit einer Hand an der Wurzel und beschreiben Sie mit dem Daumen der anderen Hand kleine Kreise auf dem Bändchen.

4. SCHRITT Verschränken Sie die Finger um den Penis herum. Die Handballen sollten sich an der Unterseite des Gliedes begegnen. Der Penis befindet sich nun in der engen Röhre, die Ihre Hände bilden. Die Daumen zeigen nach oben, so dass ihre Ballen auf dem Bändchen liegen. Schieben Sie jetzt die Hände mit festem Griff am Glied auf und ab.

5. SCHRITT Diese Massage wird manchmal »Entsafter« genannt, denn Sie bewegen die Hände ähnlich hin und her wie beim Auspressen einer Zitrone. Ziehen Sie die Vorhaut mit einer Hand hinunter und packen Sie den Penis mit der anderen Hand knapp unterhalb der Eichel. Bewegen Sie diese Hand dann auf und ab und zugleich hin und her.

Ich trau dir und

Eine Augenbinde ist ein fantastisches erotisches Spielzeug. Sie bringt Liebende einander näher, weil sie totales Vertrauen voraussetzt.

Für Ihren Partner ist es zwar aufregend zu sehen, was Sie tun; aber verbundene Augen sind ebenfalls eine intensive und erotische Erfahrung, denn wer nichts sieht,

ich tu alles,

ergebe mich ...

reagiert empfindlicher auf Berührungen. Außerdem weiß der Partner, dass Sie das Sagen haben – und auch das kann für beide erstaunlich erregend sein. Da ein blinder Partner bereitwilliger Ihre Anregungen annimmt, können Sie ihm eine Menge erotische Bilder oder Fantasien einpflanzen!

was du willst

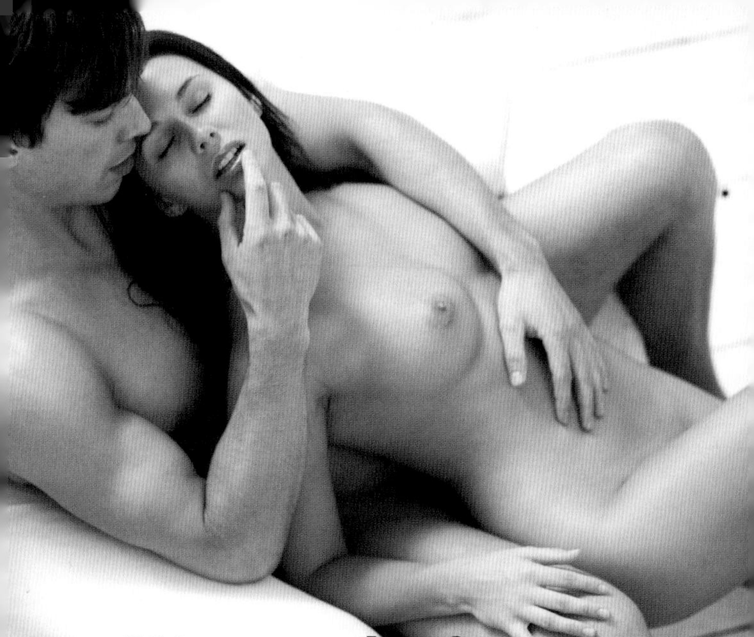

Mitternachtsfestmahl

Hier ist die Partnerin Ihr Festschmaus. Streichen Sie zart über ihre Lippen und schieben Sie verführerisch eine Fingerspitze in ihren Mund. Führen Sie die Liebkosung mit Lippen und Zunge fort. Dann folgt das Hauptgericht: Massieren Sie zunächst ihre Genitalien mit dem Zeigefinger. Ziehen Sie mit der Fingerspitze

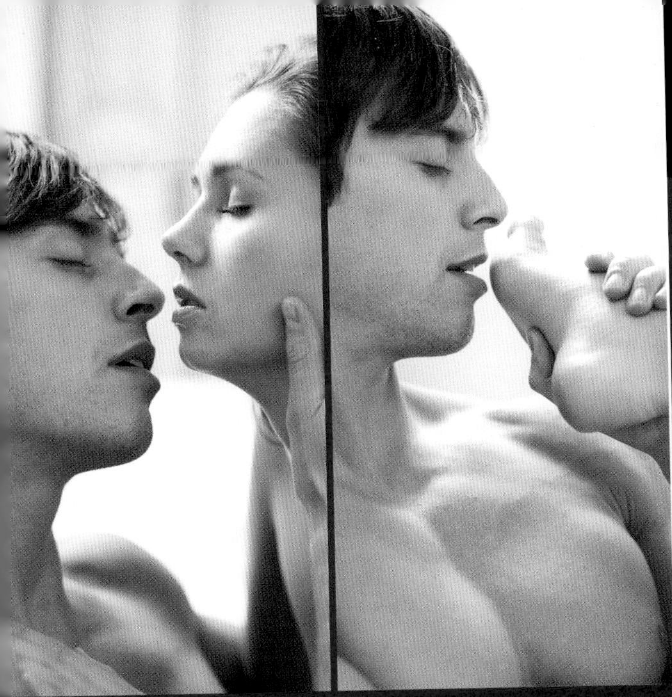

Linien entlang der Vulva (später widmet die Partnerin sich dem Penis). Dem Finger folgt die Zunge und zum Nachtisch saugen Sie sinnlich an den Zehen der Partnerin. Und wenn das Mahl vorbei ist, bieten sich ein paar Spiele an …

Sie spielt mit sich

Sorgen Sie dafür, dass niemand Sie stört und dass Sie viel Zeit haben. Beeilen Sie sich nicht mit dem Orgasmus, sondern erforschen Sie langsam Ihre Genitalien und experimentieren Sie.

Genitale Liebkosung

Spielen Sie mit den Händen auf der Haut: Streichen Sie mit den Fingerspitzen über die Brüste, oder ziehen Sie die Fingernägel sanft über den Bauch. Bewundern Sie Ihre Genitalien vor dem Spiegel. Berühren Sie behutsam verschiedene Stellen, und stellen Sie sich vor, dass Sie jede nach ihrer Empfindlichkeit einstufen.

Wenn Sie sonst mit einem oder zwei Fingern masturbieren, nehmen Sie jetzt drei oder vier – oder die Handfläche. Was immer Sie normalerweise tun, probieren Sie nun etwas Neues. Anstatt die Finger zu benutzen, können Sie die Schenkel zusammenpressen oder sich mit einer Feder oder einem anderen Gegenstand berühren.

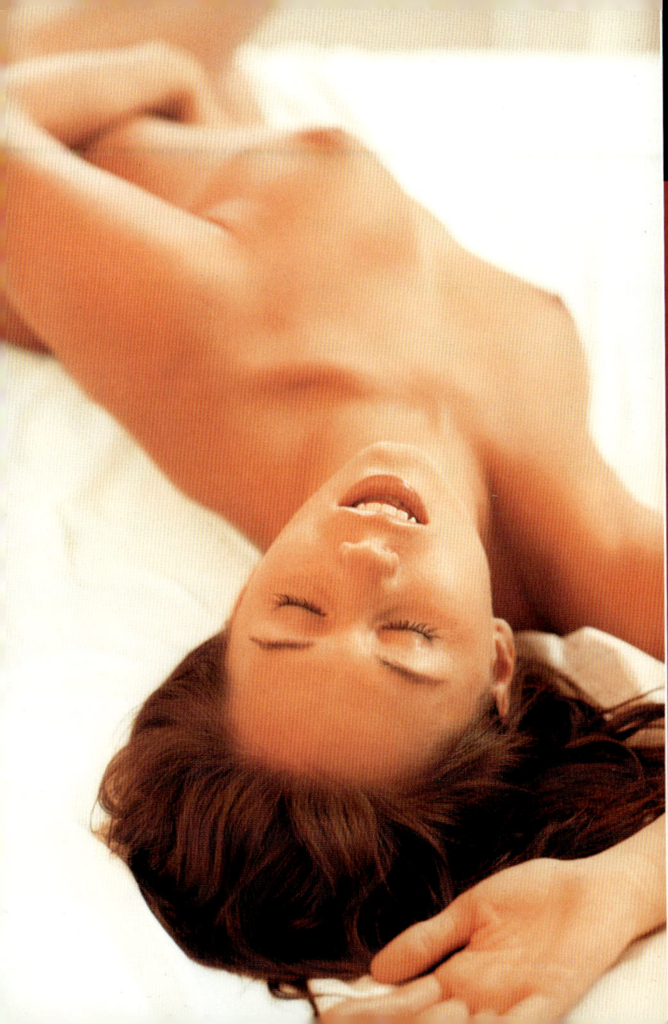

rotglühend

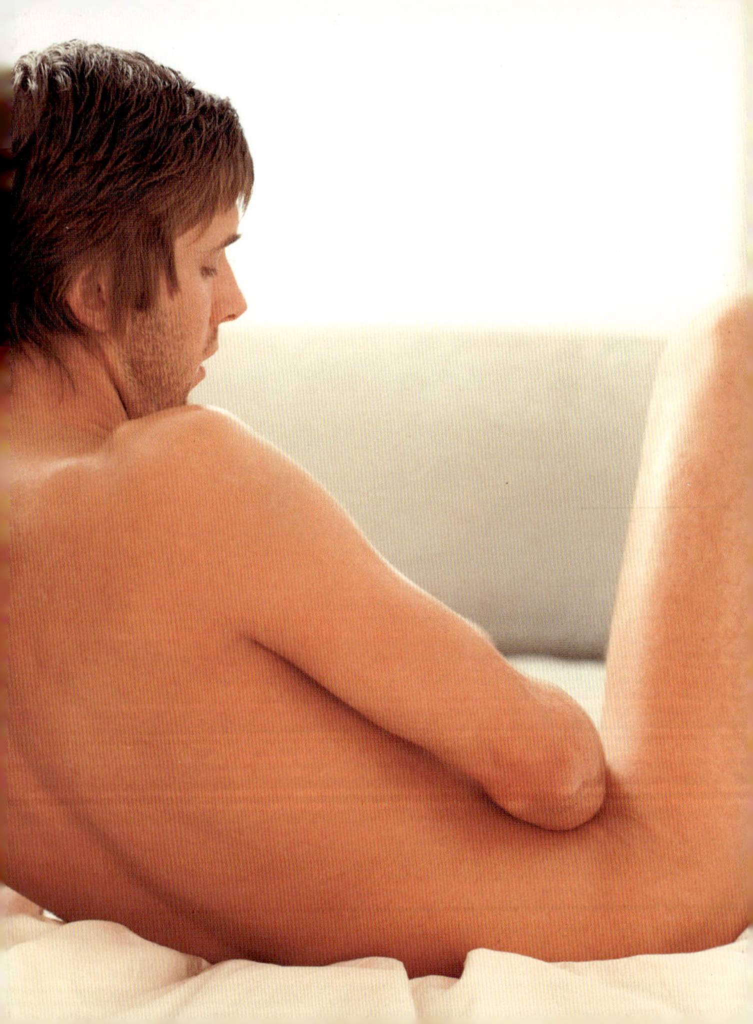

Er spielt mit sich

Anstatt wie üblich schnell zu masturbieren, nehmen Sie sich heute Zeit und verwöhnen sich ausgiebig und sinnlich. Bewegen Sie Ihren Körper ganz natürlich.

Mehr als Masturbation

Experimentieren Sie mit verschiedenen Berührungstechniken. Legen Sie zum Beispiel die Handflächen an beide Seiten des Penis, und reiben Sie den Schaft, als wollten Sie mit zwei Stöckchen Feuer machen. Verschränken Sie dann die Finger und bewegen Sie die Hände auf- und abwärts.

Legen Sie sich nicht auf den Rücken, sondern gehen Sie in die Hocke oder knien Sie so, dass eine Ferse auf den Damm drückt. Wenn Sie dem Orgasmus nahe sind, mindern Sie das Tempo oder den Druck oder massieren den Oberschenkel und den Bauch anstelle Penis.

Einander zuschauen

Es ist überaus erregend, einander beim Masturbieren zuzuschauen. Dadurch erfahren Sie zudem, welche Berührungen dem Partner am meisten Spaß machen.

Die Show beginnt

Berühren Sie Ihren Körper ganz natürlich und nach Gefühl. Sie können beispielsweise die Arme oder Beine streicheln, um sich zu entspannen, oder gleich die Genitalien stimulieren – Sie sind der Chef. Wenn Sie Hemmungen haben, schließen Sie die Augen und stellen sich vor, allein zu sein.

Wenn Sie zuschauen, dürfen Sie den Partner nicht berühren. Setzen Sie sich neben ihn, so dass er Ihre Erregung spürt, und reden Sie frivol, während er sich selbst verwöhnt. Sagen Sie ihm, wie heiß Sie sind, wo und wie er sich berühren soll und – präzise – was Sie für später planen …

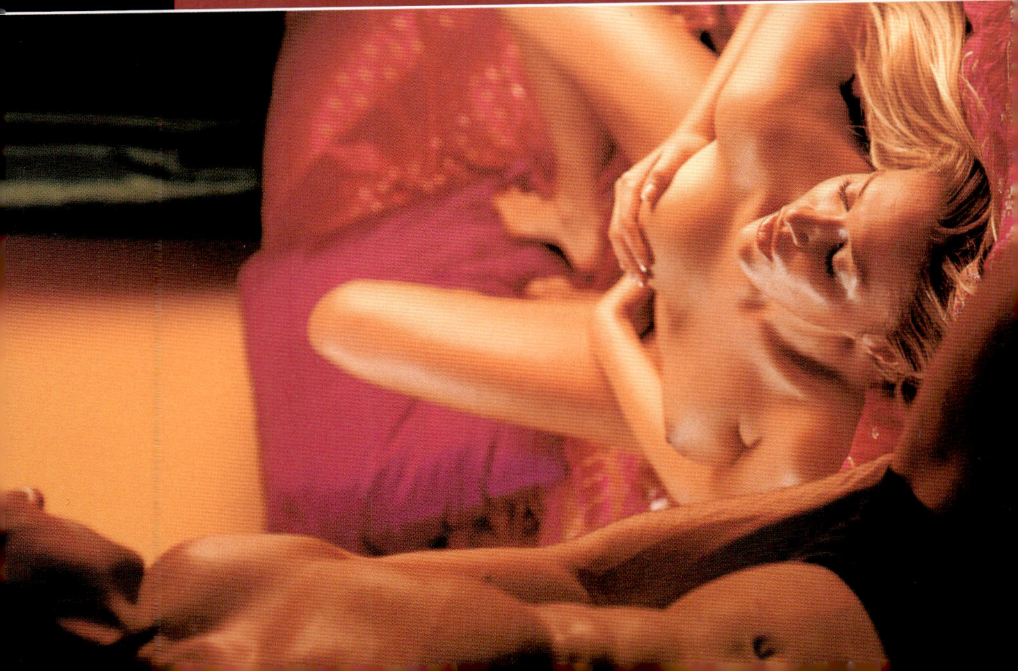

Ich war sehr

Viele Männer und Frauen genießen das plötzliche brennende Gefühl, wenn ihnen jemand auf den Po haut. Ein gut gezielter Hieb sollte auf den Muskeln in der Mitte der Pobacke landen. Halten Sie die Hand flach, wenn es weh tun soll, und leicht gewölbt, wenn sanftere Klapse erwünscht sind.

Wenn Sie abwechselnd mit der Hand und mit einem Pelz- oder Lederfäustling schlagen,

und muss

unartig ...

lösen Sie unterschiedliche Empfindungen aus. Um den Genuss zu steigern, stecken Sie der Partnerin einen Vibrator zwischen die Beine, während Sie schlagen. Die Folge ist eine erotische Mischung zwischen Lust und Schmerz. Es kann anregend sein, die Klapse auf den Hintern in ein Rollenspiel – zum Beispiel Lehrerin und frecher Schuljunge – einzubeziehen.

bestraft werden

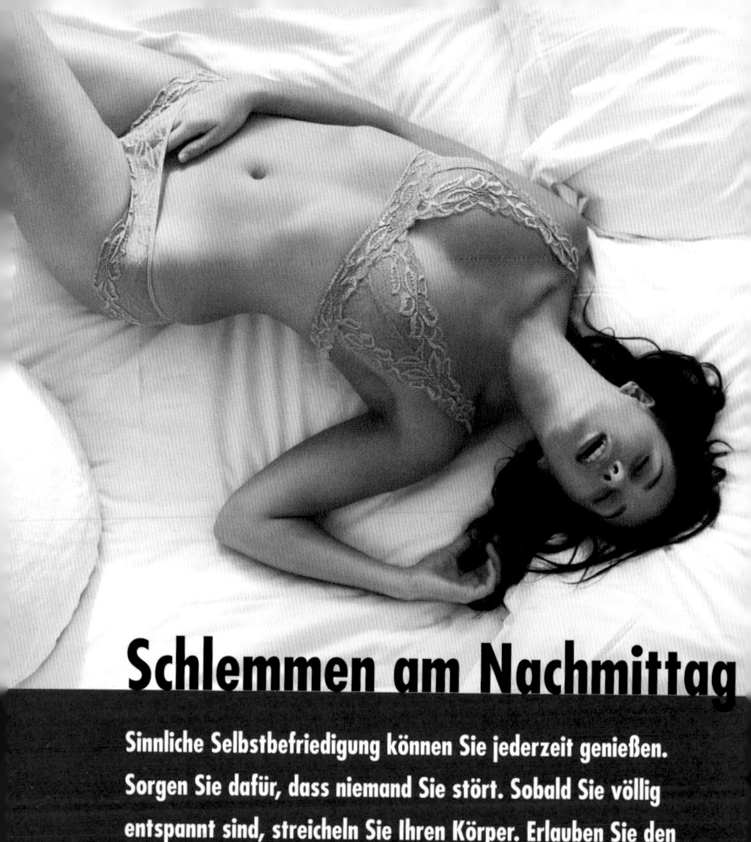

Schlemmen am Nachmittag

Sinnliche Selbstbefriedigung können Sie jederzeit genießen. Sorgen Sie dafür, dass niemand Sie stört. Sobald Sie völlig entspannt sind, streicheln Sie Ihren Körper. Erlauben Sie den Händen, den Druck an verschiedenen Körperstellen intuitiv zu verändern. Sobald Sie in Lust schwelgen, legen Sie die Hand

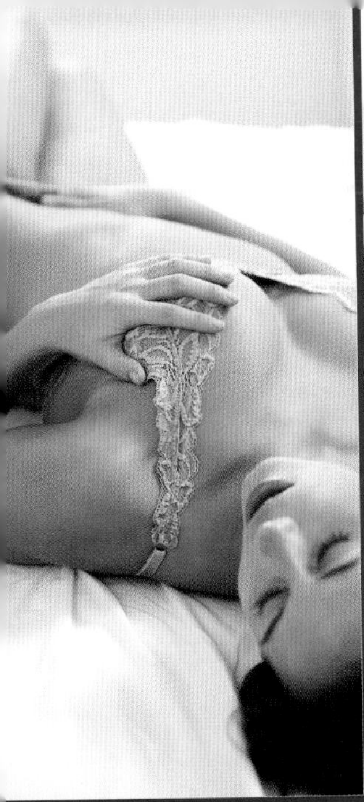

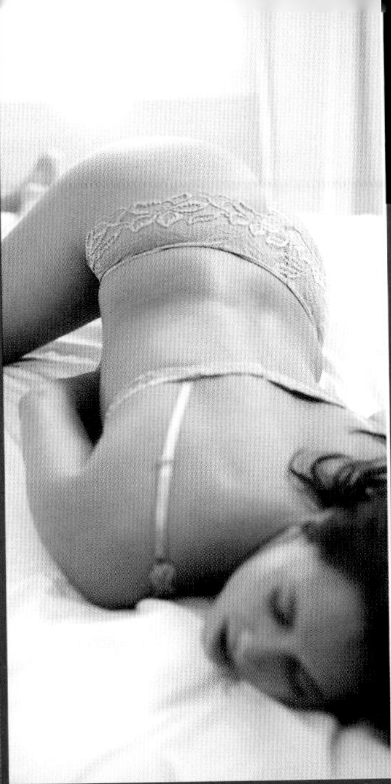

auf die Genitalien und stellen sich vor, mit jedem Atemzug erotische Energie in den Körper zu leiten. Visualisieren Sie, wie diese rote Energie durch den ganzen Körper strömt. Genießen Sie dieses Erlebnis, so lange Sie wollen, und bringen Sie sich zum Orgasmus, wann immer Sie wollen.

Rückwärts reiten

Männer und Frauen finden diese Stellung sehr erregend. Er liegt auf dem Rücken, sie setzt sich in Reitstellung auf ihn und wendet ihm den Rücken zu. Sie kann die Tiefe des Eindringens und die Bewegungen steuern. Sie kann reiben, stoßen, stillsitzen, sich auf und ab bewegen oder den Penis einfach mit den Scheidenmuskeln massieren. Er muss in dieser Stellung unterwürfig sein, weil er sich kaum bewegen kann. Da beide voneinander abgewandt sind, können sie in ihren erotischen Lieblingsfantasien schwelgen.

Berührungstechnik

Er presst die Finger auf ihren oberen Rücken und lässt sie an beiden Seiten der Wirbelsäule fließend nach unten gleiten. Das ist besonders prickelnd, wenn sie kurz vor dem Orgasmus steht.

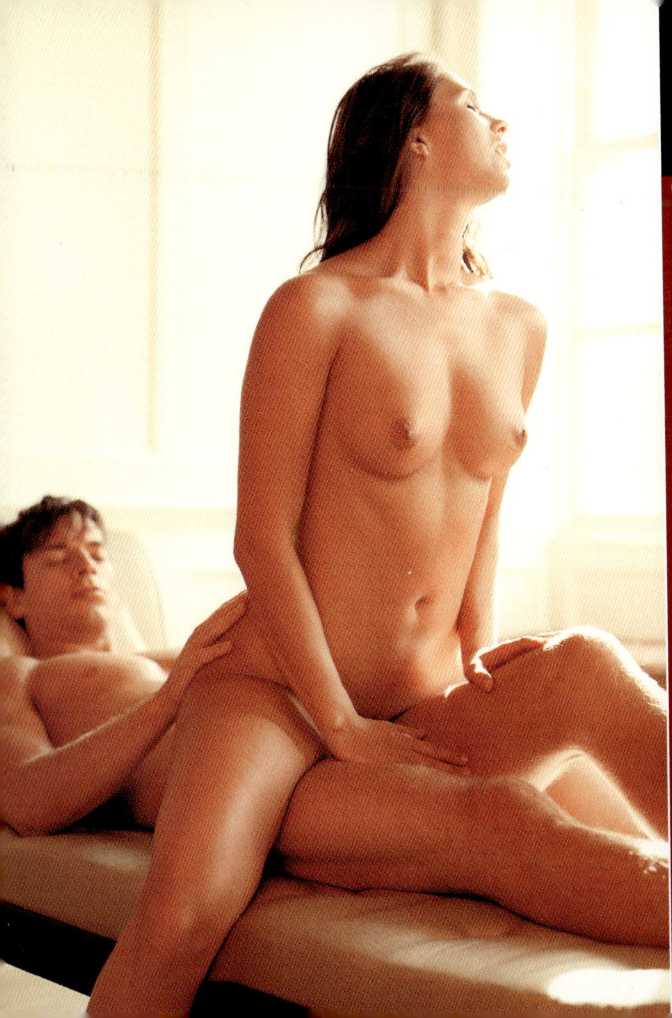

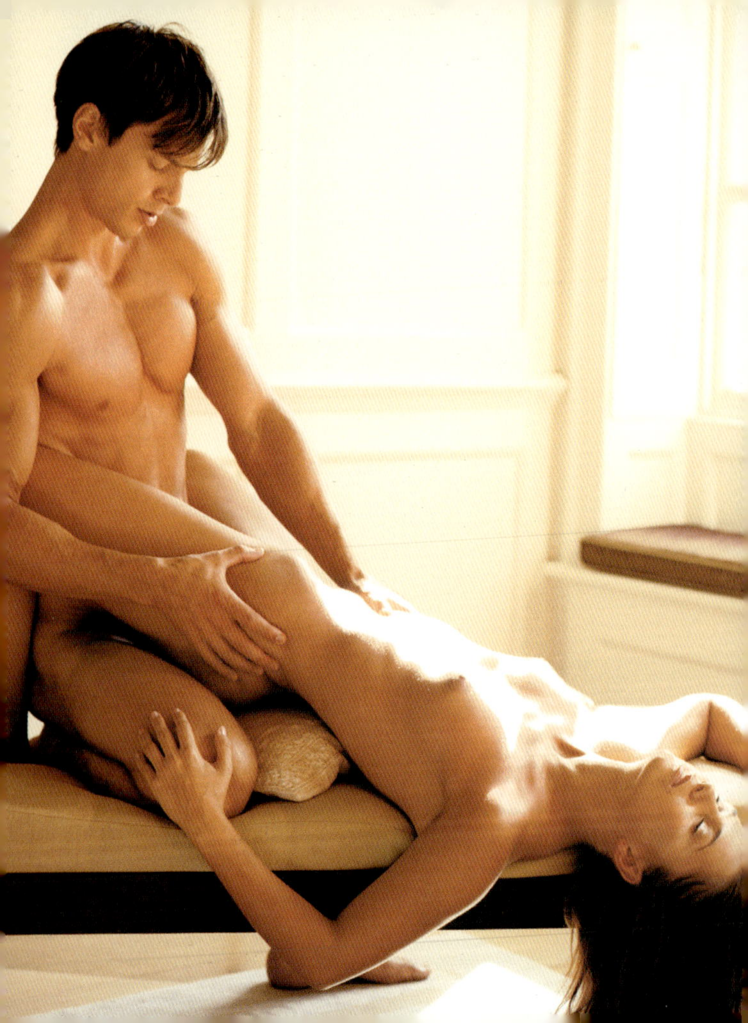

Weit offen

Sie liegt auf dem Rücken mit einem Kissen unter dem Po, er kniet zwischen ihren Beinen und dringt in sie ein. Das Kissen hebt ihr Becken an, so dass die Vagina besser zugänglich ist und er tiefer eindringen kann. Diese Stellung ist »fair«, weil beide abwechselnd die Führung übernehmen können. Er kann stoßen und sich seitwärts bewegen, sie kann das Becken anheben und die Hüften kreis- oder wellenförmig bewegen. Wegen des Winkels dieser Stellung und weil die Partnerin die Stöße steuern kann, ist die Chance auf einen klitoralen Orgasmus groß.

Berührungstechnik

Sie kann ihn heiß machen, indem sie ihren Körper streichelt, die Brüste liebkost, mit den Brustwarzen spielt und die Klitoris reibt. Das ist ein visueller Leckerbissen für ihn!

Auf Knien und Ellbogen

Sie kniet und stützt sich auf die Ellbogen, er dringt von hinten ein. Viele Paare genießen diese animalische Stellung und die Bewegungsfreiheit, die sie ermöglicht. Damit er maximal eindringen kann, schiebt sie den Po so weit wie möglich nach oben. Er kann die sexuelle Spannung steigern, indem er den Rhythmus und die Tiefe seiner Stöße variiert. Er kann zum Beispiel flache Stöße, die nur den Scheideneingang erreichen, mit tiefen abwechseln, die den G-Punkt stimulieren. Und er kann seine Hüften zwischen den Stößen seitwärts hin und her bewegen.

Berührungstechnik

Da er ihren Po leicht erreichen kann, sollte er ihn mit den Fingerspitzen streicheln. Wenn ihr das zu zahm ist, drückt er die Knöchel in ihren Po und dreht sie kräftig.

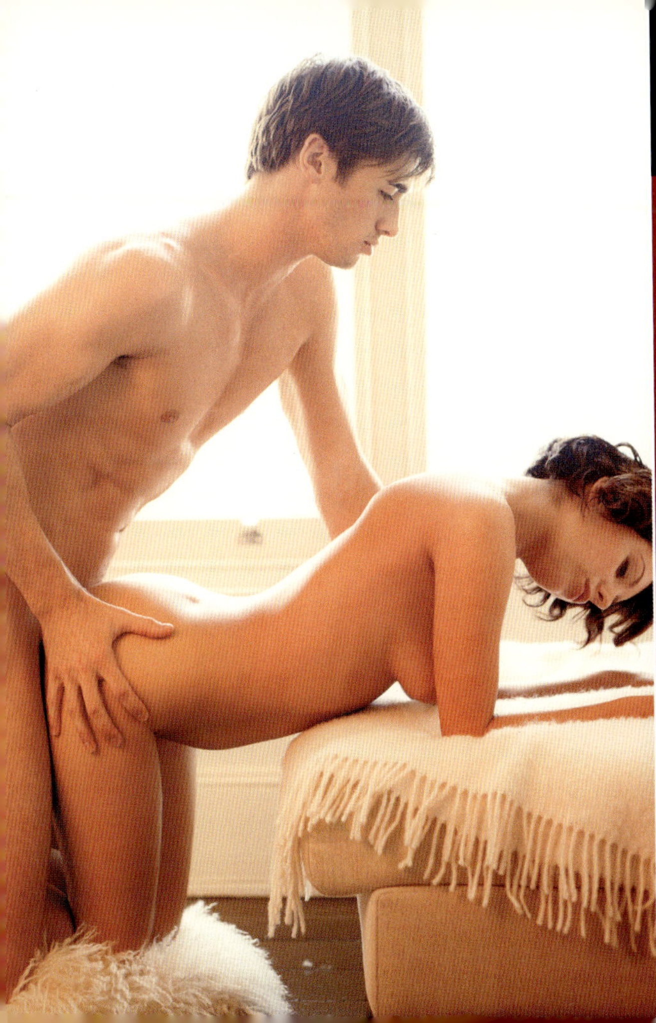

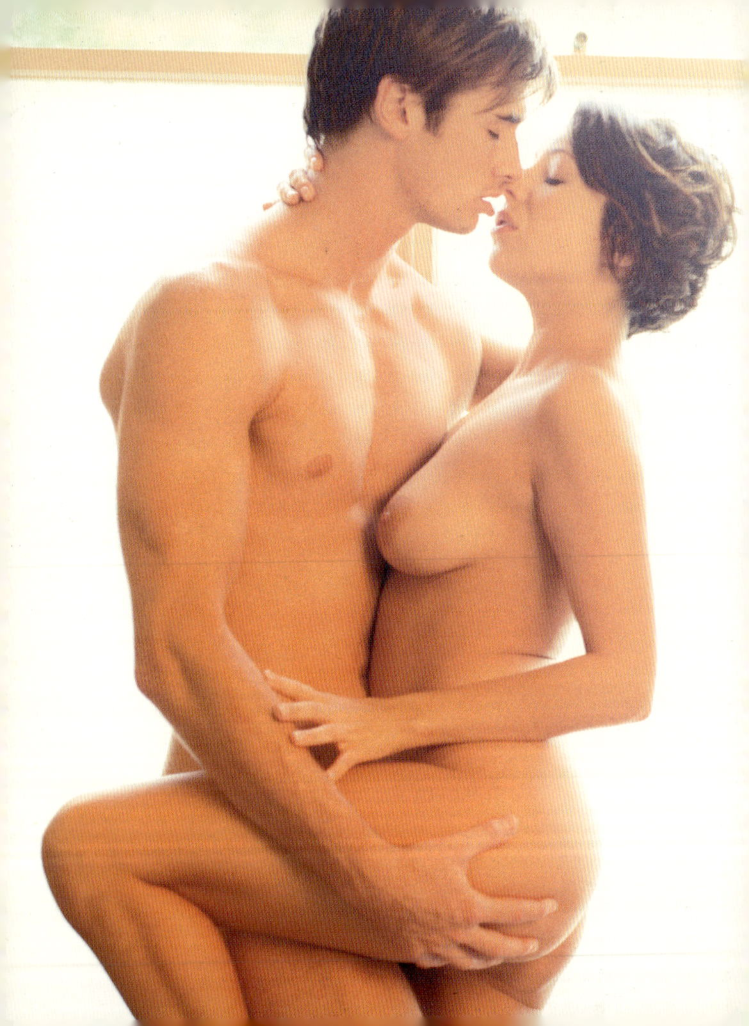

Register

Danksagungen der Autorin

Ich danke Grace Cheetham, Manisha Patel, Jantje Doughty und Dawn Bates bei Duncan Baird Publishers.

Enger Stand

Dies ist eine großartige Stellung für spontanen Sex. Sie schlingt die Arme um seinen Hals und ein Bein um seine Taille. Er muss wahrscheinlich die Knie ein wenig beugen, damit er eindringen kann. Wenn er größer ist, kann sie hohe Hacken tragen oder sich auf die Zehenspitzen oder einen Schemel stellen, um ihm zu helfen. Er kann aber auch in die Hocke gehen oder sie hochheben, so dass sie beide Beine um seine Taille legen kann. Die Bewegungsfreiheit ist hier nicht sehr groß, aber seine langsamen, behutsamen Stöße können sehr erotisch sein.

Berührungstechnik

Sie kann die empfindlichen Stellen an seinem Hals und entlang des Kiefers mit den Lippen und der Zunge stupsen, lecken und küssen und mit den Händen sein Gesicht und sein Haar streicheln.